人的一生可以过得很平凡，
淡泊名利，
做到这一点很不容易。
我是这样要求自己的，
不是自己应该得到的，
一定不要伸手。

繁星满天

—— 一位口腔医生的自传

樊明文 著

人民卫生出版社

PEOPLE'S MEDICAL PUBLISHING HOUSE

图书在版编目（CIP）数据

繁星满天：一位口腔医生的自传 / 樊明文著. ——
北京：人民卫生出版社，2018
ISBN 978-7-117-27142-4

I.①繁… II.①樊… III.①樊明文–自传 IV.
①K826.2

中国版本图书馆 CIP 数据核字（2018）第 163246 号

人卫智网　www.ipmph.com　医学教育、学术、考试、健康，
　　　　　　　　　　　　　　购书智慧智能综合服务平台
人卫官网　www.pmph.com　人卫官方资讯发布平台

版权所有，侵权必究！

繁星满天——一位口腔医生的自传

著　　者：樊明文
出版发行：人民卫生出版社（中继线 010-59780011）
地　　址：北京市朝阳区潘家园南里 19 号
邮　　编：100021
E - mail：pmph @ pmph.com
购书热线：010-59787592　010-59787584　010-65264830
印　　刷：北京顶佳世纪印刷有限公司
经　　销：新华书店
开　　本：710×1000　1/16　印张：13
字　　数：186 千字
版　　次：2018 年 8 月第 1 版　2019 年 3 月第 1 版第 2 次印刷
标准书号：ISBN 978-7-117-27142-4
定　　价：98.00 元
打击盗版举报电话：010-59787491　E-mail：WQ @ pmph.com
（凡属印装质量问题请与本社市场营销中心联系退换）

时光荏苒，转眼已近暮年。回首往事，历历在目，欲握不能，欲放不舍。
有时候总想把我一生经历的人和事总结一下，但感觉到一生平淡无奇，甚少有吸引人之处，缺乏宏大事件的冲击，可能难以引起读者兴趣。然而仔细回顾，我们这一代人经历丰富，时代背景复杂多变，既经历了中华人民共和国成立前的通货膨胀，民不聊生，又见证了中华人民共和国成立后的欣欣向荣，一路走来的发展历程，也在历次政治运动中看到了各种人物的诸多表现，而更多的是感受到改革开放以来国家的繁荣与进步。在大的历史背景下写个人经历，会比读史书更加真实、生动、深刻。

于是，在一些朋友的鼓励下，开始了这本书的写作。为什么叫"繁星满天"？
这有双重含义，一方面是得益于我的姓氏，也得益于我培养了一批德才兼备的学生，既写我的成长，又介绍了一批学生。我常想，一个人活着，一生所能成就的事业毕竟有限，而如果有一大批学生传承了我的事业，这比个人的成就重要得多。
"繁星满天"还有另一重更广泛的含义，生我者父母，诲我者师长，益我者良朋，助我者同道，聆我者弟子，慰我者亲人。我写出他们，是因为感恩所有与我相遇、相伴的人们，他们就是一颗颗星辰，依次点亮了我生命的星空。一想到我写出的每一个文字，都代表我对所有这些人的感激与祝福，就有了写下去的决心。

虽然我多次在人民卫生出版社主编、参编教材和参考书，但写这类书籍是第一次。初稿完成后，怀着忐忑的心情将初稿寄给人民卫生出版社编辑帮忙初审，他们从编审的独特视角提出了许多宝贵的修改意见和建议，在繁忙的工作之余，认真地审完了我的初稿。书成之日我要特别对人民卫生出版社表示感谢！

　　本书的第一位读者，武汉第一口腔医院李宗族院长也提出了一些宝贵建议，为本书增色不少。在此对他的帮助与支持表示由衷的谢意！

　　书稿完成后，我的博士弟子、中山大学附属口腔医院彭志翔教授在查阅大量资料文献的基础上，对初稿进行了整理、修订和润色。他既是一位医师、教授、博导，又是一位作家。他写的散文，文字优美，隽韵留芳。他的一本著作由中国文联出版社出版，名《追赶我的回声》，内涵丰富，包括了家园记忆、旅途感悟、人物钩沉，对我很有启发。书成之日，我必须对他付出的辛勤劳动表示谢意。

2017.10.11

时光荏苒，

转眼已近暮年。

回首往事，历历在目，

欲握不能，欲放不舍。

目录

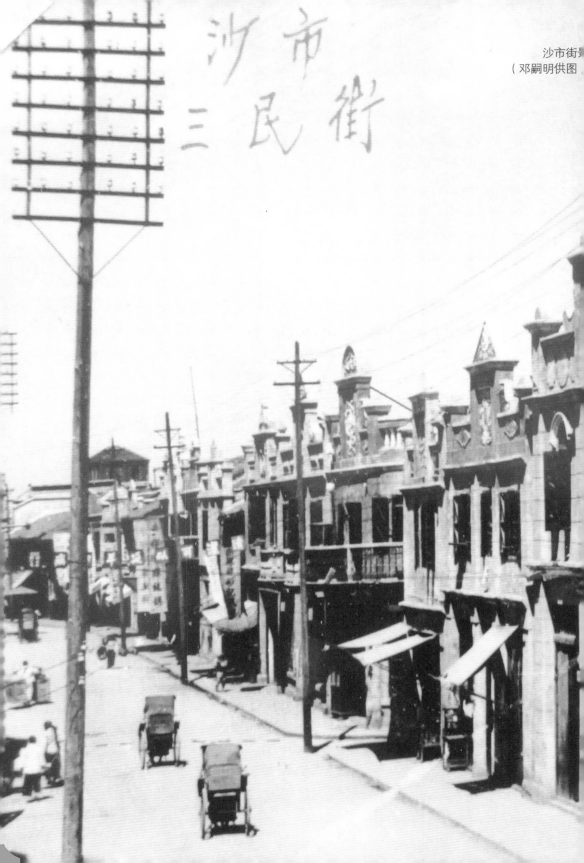

沙市街景
（邓嗣明供图

一、诞生地

　　距湖北荆州沙市不到 100 公里的公安县，有一个小镇叫"闸口"，据传是 20 世纪初在当地的沟陵溪，建了一座双孔刽闸，故此得名。在一个晚春的黄昏，我来到这个世界，由于正值日落西山、晚霞满天之时出生，故给我命名为落生，爱称"落子"。由于离开此地时年岁尚小，对这座小镇的记忆已经荡然无存。好像在 10 岁时父亲带我去过一次，那里也是仅有两三条小街，青石板路，近郊还有一个由茅草铺盖的戏院，仅此而已。该镇现在变成什么样，只能在我的想象之中了。

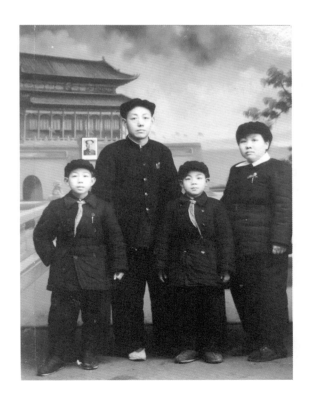

小学时期全家福
左起依次为笔者、父亲、
弟弟、母亲

1

我的老家本在沙市。这是个地处长江中游荆江段北岸的古老城市，已有3000多年的人文历史，在民国时期，是湖北省仅次于汉口的第二大城市，现在沙市是荆州市的中心城区。

　　我的父亲是一位店员，没有上过小学，仅在私塾受教育3年，母亲完全没有上过学。抗日战争爆发，武汉沦陷后，日军为了打通进攻抗战陪都重庆的路线，开始频繁空袭和炮轰沙市。我那位一生给人帮工的祖父，就在这个时期不幸在日军轰炸时过世。日军逼近沙市，城内市民纷纷逃难，因此我们家逃难到了长江对岸的公安县闸口镇。父亲在闸口做点小生意维持一家生计。1945年日本战败投降前后，我们举家迁回了沙市，在胜利街（原九十铺）租了一个约2米宽的小门面，主营香烟，此前还摆了一段时间的小盐摊。由于父母亲诚恳待客，生意逐渐兴隆，但他们一直不愿请帮工，仍自己打理。

二、故乡

沙市，我的故乡，浩瀚的长江从她身边缓缓流过。因为地处辽阔的江汉平原，这里江面宽广。冬天枯水季节，可以看见河岸遍布鹅卵石，而夏天涨水季节，河流湍急，江水浑黄。万里长江，险在荆江，幸而有一条巨大的堤防，像母亲的手臂，将这个城市紧紧保护。江面上各类船只穿梭不断。洪汛季节，这些船只如同在人们的头顶上穿行，因为水比城市的楼层都高，若是破堤，这个城市就会立即消亡。

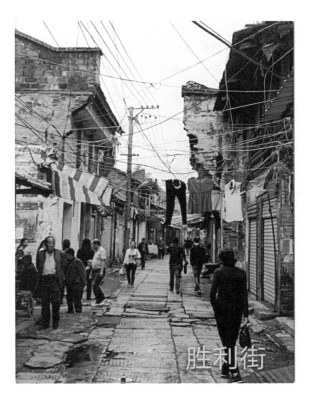

胜利街

沙市，最初是由长江泥沙冲积而成的一个江边渡口，而后形成了没有城墙保护的自然集镇。她紧紧倚靠着长江，西连天府之国四川，中控江汉平原，东眺大武汉，成为华中地区的一个重要内河转运中心。1876年李鸿章与英国人签订的《中英烟台条约》中，准许英国商船在长江沿岸4个城市停泊起卸货物，其中就有沙市。1895年，还是李鸿章，在中日甲午战争战败后，与日本签订了屈辱的《马关条约》，对中国了解极深的日本人，要求将4个城市辟为新的通商口岸，而沙市又是第1个被指名要求的，其他3个城市依次为重庆、苏州、杭州。因此，沙市是对外开放最早的几大内河港口之一。此后几十年间，沙市迅速成为湖北发展最快的新兴城市，民国时已是省内仅次于武汉的第二大城市和重要的领事馆聚居地，从她曾经的别称"小汉口"来看，可以想见家乡沙市当时的繁华。尽管如此，随着铁路、公路等运输方式的大规模兴起，沙市作为曾经的重要内河港口城市，早已韶华不再了。

儿时回忆中，晚上站在城市郊外向市区看去，天空泛着淡淡的红色，那是一条繁华街道的灯火透过云层的映射。霓虹灯照亮的那条街叫中山路，这是当时沙市最繁华的一条大马路，两边店铺考究、洋气。有不少金号、银楼、大百货公司等。建筑设计颇有西方风格，外观大气、豪华。最高建筑老天保银楼是沙市的标志性建筑，楼顶上的圆形塔楼是欧洲巴洛克式风格。虽然是大马路，实际也就20多米宽，两旁均是4层左右的楼房。冬天北风劲吹，路过此处时北风特别强劲，行人顶风而行，雨天常将雨伞吹翻，感觉寒风透骨，这种记忆至今犹存。

紧挨这条大路有一条繁荣小街，中华人民共和国成立前叫九十铺。顾名思义，此街有九十家店铺，也算当时的繁华地段。沿街小铺林立，香烟百货、小吃餐饮一应俱全。附近乡镇来进货的客商络绎不绝。因为这些商店服务周到，基本包吃包住，一来二往，客户与商家成了朋友。1949年后小街改名为胜利街，这一条整齐的青石板路，承载了小街的历史。

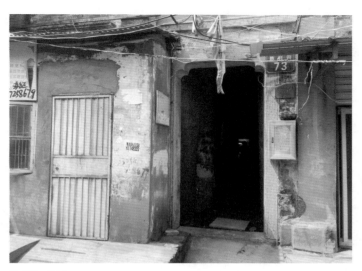

胜利街老屋

前不久重访沙市，那栋曾经的城市地标性建筑老天保银楼的主体建筑尚在，可惜屋顶那个漂亮的圆形塔楼已经消失无踪。而那条曾经叫九十铺的古老小街，已经是残垣断壁，破败不堪，往日商贾云集的繁荣景象已不复存在，原来的青石板，也大多变成了六角形水泥砖路面，留下的仅为永久的记忆。

那些历经尘劫、却仍然顽强屹立的老建筑，如今还依稀闪现着从清末开埠至民国抗战前，沙市作为江汉平原第一商埠骄傲的影子。胜利街两旁，破败的老房屋，各处还可见到石檐门槛，雕花木窗，现在都已经斑驳不堪，观之徒增伤感而已。想到四川成都那条著名的历史文化遗存街道，宽窄巷子，不知道作为家乡故居的沙市胜利街，将来能不能也恢复往日九十铺的历史风貌？

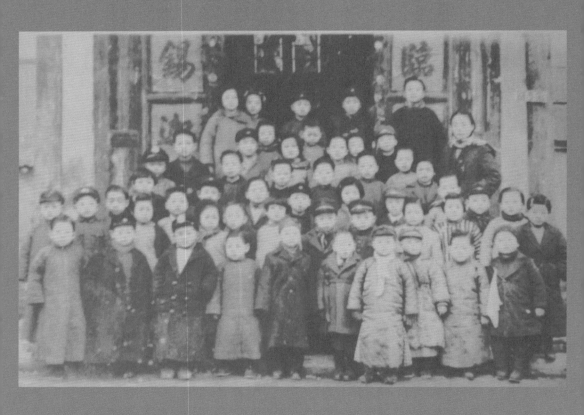

益勤小学师生合影
前排左 1 为笔者，左 4 为弟弟樊明武，
背景为新民小学礼堂

三、益勤小学

　　记不清从什么时候开始，九十铺街道上有了一所小学，这所小学没有校园。在这条小街的老房子不仅是简单的平房或楼房，而是由多重房屋组合的。比如进门后有一个门面，门面后紧连一个小院，小院左右两边均有房间，名曰厢房，再后面连接有类似结构的房屋。一般情况下，主人居住在倒数第二进的小院旁，正中是一个大厅，摆有香案等物，正面是一个类似花园的结构，摆有大鱼缸和栽种的植物。

　　距我们家小店对面约50米处是一栋深宅，最里面的一间房约100多平方米，是一个大教室。校长、教师、校工都是一个人。这位端庄、能干的年轻女士叫胡益勤，故学校取名益勤小学。因为校舍就在家对面，我和后来也读益勤小学的弟弟明武，从来都是自己上学，不要大人接送。好在当时街上很少机动车，连自行车都少见，过路行人只有肩扛、推车、挑担的，路上也偶见黄包车，所以过我们家门前的小路很安全。

　　胡老师从幼儿班、一年级到三年级学生都收，四个年级同时上课。由于年轻美丽的胡老师治学严谨，所以附近一些稍有身份的家庭，都愿意把孩子送到这所学校就读。有些家庭虽不富足，但希望孩子能受到良好的教育，也设法将孩子送到胡老师这里。1945年抗战结束，我走进了这间大教室，三年后弟弟也进入了这里。三年级后此校学生可以直接转入一所教会学校，名为新民小学，虽然益勤小学环境很一般，但是从来不缺生源。

　　胡老师培养学生要求严厉，常有体罚，会有一些比较愚笨的小孩被吓得不敢来上学。回想那个多事之秋的年代，胡老师教出来的孩子，大多数都上了大学，不少人还进了名牌大学，这说明她当时的教学方式是比较成功的。

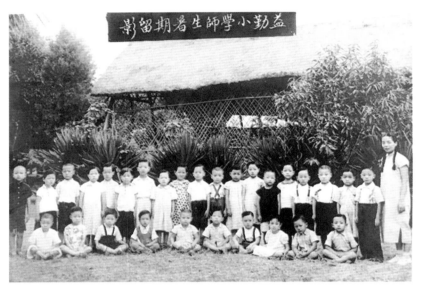

益勤小学师生留影
前排左 6 为笔者，后排右 1 为胡益勤老师

　　我有一个姐姐和一个弟弟，我父亲只是一位小商人，仅受过三年私塾教育，连小学都没有上过，母亲还完全没有上过学，但我们姐弟三人最后都读了大学，这在当地社会是非常少见的。我认为，最重要的原因，是我父母对读书能改变命运这一信念的坚信不疑。"万般皆下品，惟有读书高。"这两句流传近千年的宋诗，也代表了中国普通老百姓的一个朴素观念。我想，正是孔子对中国人的教化，让我们这个民族对文化教育有着近乎宗教崇拜一样的敬重，这也是中华文明屡屡历劫而不灭的原因。尽管家境非常一般，但我父母对我们三姐弟，只要是学习上的要求，几乎是有求必应，对于我们的文艺爱好，也是不遗余力地培养。还是小学生的我，就有了一把让小伙伴们都羡慕的二胡。上高中时，我想学小提琴，父母花 15 块钱给我买了一把。在 1955 年，这简直是一笔巨款，这把小提琴当时成了我家最重要的家当。我弟弟明武也是多才多艺，他擅长画画，我访问日本的奥羽大学时，赠送给东道主校长的国画，就是已经成为院士的弟弟亲手画的。当然这是后话了。

再回头讲讲让我接受启蒙教育的益勤小学和胡老师吧。

我还记得，美丽的胡老师教我们上的第一课是：来来来，来上学；去去去，去游戏。胡老师还能歌善舞，她经常教我们唱歌，我们这些幼童伴着她的风琴唱起的稚嫩歌声，至今还回响在我记忆的脑海中：一周一周又是一周，光阴去，如水流。小朋友，可自问：功课进步没有？光阴一去不回头，前走，前走，莫等闲白了少年头。这是我们每周都要唱一次的《莫等闲白了少年头》，其他的歌还有岳飞的《满江红》、聂耳的《义勇军进行曲》和《卖报歌》、贺绿汀的《四季歌》等进步歌曲。

胡老师是沙市附近县城人，毕业于近代史上著名的武昌女子师范学校，她只身一人来到沙市创办了益勤小学，当时约30岁左右，没有家也没有亲人，把我们这些学生当作她的孩子一样。由于胡老师出色的启蒙教育，我们这些小城陋巷里的平民子弟，后来居然有过半数上了大学，其中有大学校长、院士、科学家、高级医生和富商巨贾，这在20世纪中叶、大学生凤毛麟角的沙市当地是不同寻常的。

中华人民共和国成立后，我们这位美丽善良的女老师因为一些历史原因失去了工作，没有任何收入，处境凄苦。我的一位小学同班同学袁策明在一篇回忆文章中写道，1957年8月的一天，已考取大学的他正要登船离开家乡去上学，忽然看见胡老师畏畏缩缩地出现在洋码头，原来，被管制的她冒着风险来为自己心爱的学生送行。就在登船的跳板边，胡老师将2个小月饼快速塞进袁策明的口袋，她眼里突然流出两行眼泪，然后转身默默离开了。此后没有人知道，她是如何度过那段漫长而艰难的岁月。

1979年，正当国家开始改革开放，社会生活逐渐正常，学生们有能力去报答他们可敬的启蒙老师时，已经是花甲老人的胡益勤老师却于这一年，在贫困和孤独中去世。她是一个平凡的好人，只想教好书，爱着所有的孩子，时代却碾碎了她的梦。沙市各种地方志里面，没有关于她和她曾经办过的益勤小学，我想，如果没有我们这些70年前的学生为她写下的一点追忆文字，胡益勤老师就会永远消失在时光之尘中了。

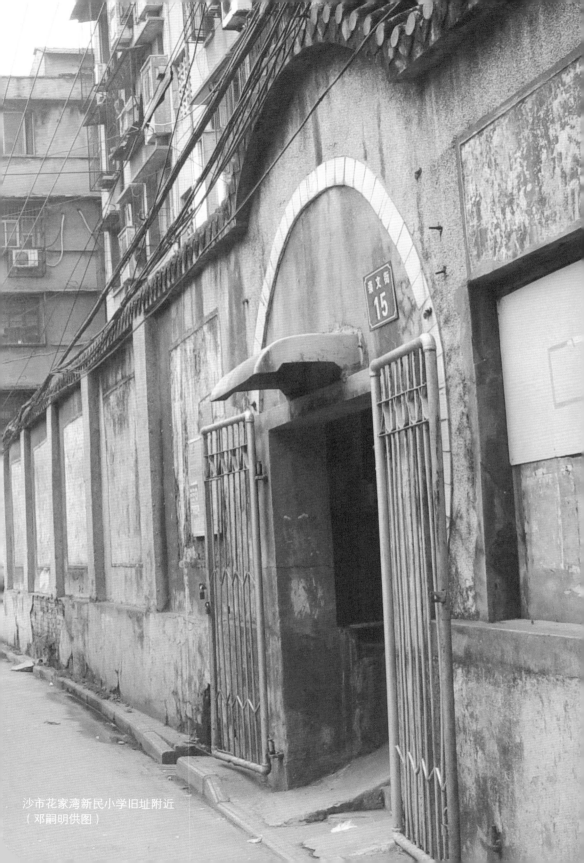

沙市花家湾新民小学旧址附近
（邓嗣明供图）

四、新民小学

　　20 世纪上半叶的中国，大批西方国家的传教士纷纷来到中国，他们不仅停留在大城市，还常常深入到许多小城镇，与此同时还开办了许多教会学校与医院。沙市作为开埠较早的内河港口城市，也有不少传教士在当地从事传教、教育、医疗及救济事业，以期取得当地社会的接纳。20 世纪 30 年代，罗马天主教廷将沙市教区交给美国纽约方济各教会管辖，这些美国传教士在沙市市区内办过 4 所学校，分别是新沙小学男校、新沙小学女校、新沙中学男校和新沙中学女校。在这些学校里学生们以入教为荣，把能在脖子上挂一个耶稣或十字徽章视为一种荣耀。

　　我们在益勤学校学习到三年级，从四年级起转至新民小学。这也是一所典型的教会学校，位于沙市花家湾（今天的逢春坊），于清光绪十一年（1885 年）由美国圣公会派往沙市传教的第一位中国会长桂美鹏创办。桂美鹏先生是著名学者王元化的外祖父。新民小学是沙市最早按西方分班式授课的新式学堂。圣公会派来任教的美国人戴怀德为纪念已故的创办人桂美鹏，将学堂命名为美鹏学校，后来又改称沙市新民小学。学校在 20 世纪 30 年代曾得到过著名建筑工程师王信伯的大笔捐款，资金充足，师资一流。校长高大帅气，很像老外。他住在一栋独立的西式别墅里，进门处有一个小传达室，一条小径通向别墅，别墅完全为西式，下面有很高的架空层，可以奔跑。别墅旁还有一个小池塘，四周由竹林围绕，风光秀丽。在 20 世纪 40 年代，能住在这样豪华别墅里的人真的是凤毛麟角。

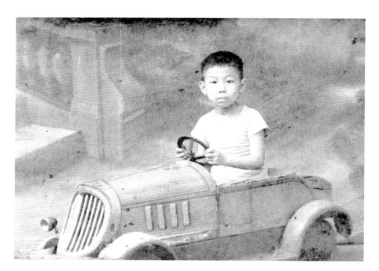

新民小学时期留照

　　我还记得从益勤学校升学到新民小学前，一个圣诞节里，胡老师带我们参观过这里，并在新民小学办公室前拍摄了一个师生合影。那年我7岁，弟弟明武才4岁。胡老师一再要求所有同学穿戴整齐，母亲给我们穿上了过年的新棉袍。在那张在新民小学照的合影里，我和弟弟梳着整齐的三七开小分头，其他同学穿簇新的中式长袍，或者着时髦的西式翻领大衣，一个个都很神气的样子。

　　校长能讲一口流利的英语，经常接待外宾，外宾多数为美国人。每逢西方节日，诸如圣诞节、复活节、感恩节等，学校都会组织活动。有时美国人来访给学生作报告都由校长亲自翻译，至于讲的什么内容，当时就似懂非懂，现在更是全然不知。

五、小升初

从新民小学毕业后，面临升初中的选择。1950年沙市共有三四所中学，其中最好的两所为沙市中学和新沙中学，后者是一所教会学校，中华人民共和国成立后被政府接管，改为一所公立学校。

当时我满不在乎地分别参加了两所学校的入学考试。几周后学校张榜公布被录取学生的名单。我怀着忐忑的心情到了沙市中学，紧张地在名单中寻找，从头看到尾，没有发现自己的名字，顿时一股失落感侵袭全身，看来是名落孙山了，带着失望的心情悻悻离去。

随后到了新沙中学（后改名为沙市一中），由于第一所学校考试失利，心中不免有些紧张。赶到现场，只见人头攒动，拥挤不堪。我远远地看着榜单，先从后面看起，因为是按成绩排名，所以想到不可能排得太前。看到最后我的名字竟然是排在第一位，当时简直不敢相信自己的眼睛，我居然能考第一名？！完全是碰运气！现在回想起来，自上学起一直到高中毕业，我的成绩基本上居中。小学五年级时发成绩单，老师有一个评语就5个字"聪明而不用"，这句话我铭记了一生。

记忆中，新沙中学的校园很大，也很整洁，里面有一栋漂亮的维多利亚式红色楼房，楼顶上竖着一个小十字架。我们的老师，都是中外各所大学毕业，以浙江大学和中央大学居多。能够在这样一所高品质的中学接受教育，实在是我此生的幸运。

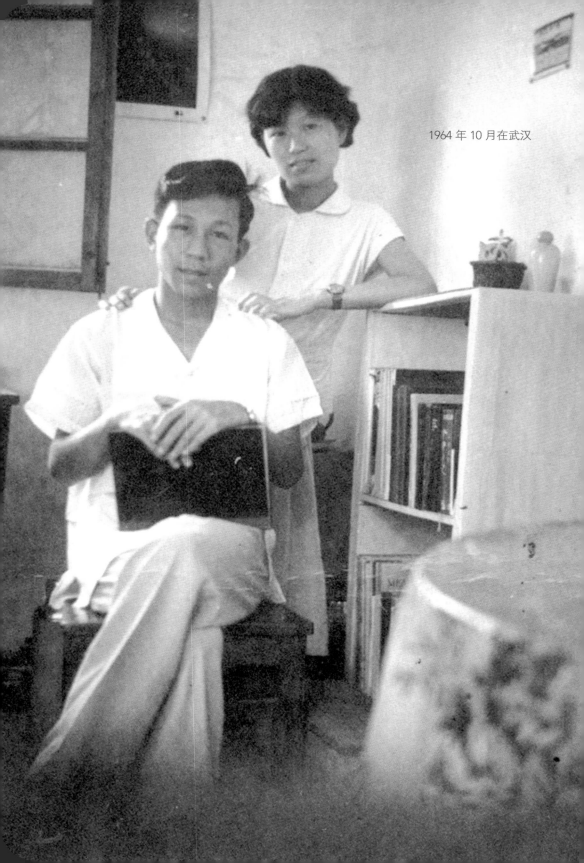

1964 年 10 月在武汉

有几位老师给我留下了较深的印象。一位姓严的英语老师，英文发音非常漂亮，之后很多年里，我都没有听到这样一口悦耳动听的英语。体育老师高联久，总是一身时髦着装，很拉风，他是沙市猫队的中锋，人又帅，球打得又好，在沙市名气很大。我们的校长朱先生，每个周末都要给我们做一次训话，常常对学生中的不良行为做出批评。他的讲话深刻又生动，记得有一次，朱校长给我们举例讲解"苟且"一词："我们有两个同学经常违反校规翻墙溜出学校，后来他们还在墙角打了个洞，方便偷偷钻进钻出，这就叫'苟且'"，听得我们一阵大笑，至今难忘。

　　新沙中学原来是一所教会学校，创办人之一是位美籍传教士狄隆，他是天主教沙市监牧区的监牧，我在学校里还见过他。1951年春，狄隆与其他传教士被新中国政府驱逐出境，听说他后来在台湾去世。1952年我入校时新沙中学校长还是一个叫范学淹的老师，他是个神甫，人长得又矮又胖，调皮学生给他取名"夺夺盆子"，指沙市地区的一种矮脚盆。范老师为人还不错，当时说他是帝国主义者的走狗，后来降为总务主任，再后来就消失了。

　　由于新沙中学只有初中部，我们在完成初中学业后，几乎全部进入了沙市三中的高中部。

六、亲历通货膨胀

1949 年沙市解放前夕，当时我仅 10 岁，根本不懂什么叫通货膨胀，只知道货币不顶用，刚发行的金圆券迅速贬值，由法币到金圆券出台，不到 1 个月时间货币迅速"塌陷"，揣着去买米需要的钱，大大地超过了米的重量。

当时关于金圆券，有很多荒诞又真实的故事，比如，有乡人赶集，在路边买粥喝，每碗 5 万元，呼拉一下喝完后，想要第二碗时，老板说：对不起，这一碗涨啦，要 6 万元。还有，刚开始发行金圆券时，100 元可以买头牛，眨眼几个月后竟然只能买 1 根火柴，因为 1 盒 100 根火柴得要 1 万金圆券，所以有的老太太干脆用百元大钞从一个灶引火苗到另一个灶起火用。我后来读过的小说《红岩》中，引用了马凡陀山歌"踏进茅房去拉屎，突然忘记带手纸。袋里掏出百元票，擦擦屁股蛮合适"，几乎就是那个年代的真实写照。

中华人民共和国成立后几十年，心想再也见不到这样的市场了，但没想到在俄罗斯我却又经历了类似的时刻。1991 年访问圣彼得堡时，到达宾馆住定后已是下午 5 点，赶紧到宾馆的银行去兑换一点卢布，哪知到达银行已经下班，一看牌价，1 美元兑 68 卢布。同行的一位教授说这个划算，她一个月前来过此地，当她离开时是 1：60，让我们明天一开门就来换，怕被别人换完了。次日再次光顾银行，一看牌价 1：80，此时心里不禁打了一个问号，是否又赶上了通货膨胀？

果然，卢布还在不断贬值，不到 1 个月，竟贬值到 1‰，这不禁使我想起了中华人民共和国成立前国民党政府撤离大陆时的情景，一大袋金圆券买不到 1 升米。尽管如此，我看到的俄罗斯社会仍然能维持运转，公民排队购物均秩序井然，芭蕾舞剧院与音乐厅仍然满座，人们饿着肚子还在继续追求精神生活。还有一个让我感动的见闻，在圣彼得堡埋葬名人的墓园里，大音乐家与大作家们的墓前，还能看到人们自发献上的鲜花。即使在困难时期，他们还是努力保持着有美感、有尊严的生活。

　　俄罗斯著名整形外科专家列罗毕耶夫教授邀请我们到他家中做客，参观他的公寓套间。他的家布置雅致，虽谈不上豪华，但显得很高雅。他的夫人很有文化底蕴，喜欢收集瓷器，各种精致的瓷盘、瓷碗，琳琅满目，令人叹为观止。他夫人说，我们原有 300 万的银行存款，在货币不断贬值的情况下，现在的价值仅值百分之一，不到 3 万元，一下子由富人变成了穷人，好在列罗毕耶夫教授善于经营，开了一家私人医院，不久后再次成为富人，把过去的损失很快弥补回来了。

七、沙市三中

　　沙市三中的前身是沙市中学，是荆州地区最好的中学之一。该校不仅升学率高，而且这所学校的教师素质好，学风正，文化底蕴深厚。1954年我有幸走进了这所学校的高中部，进校时 6 个班，但经考试淘汰后至毕业时仅剩 5 个班。我的班主任樊成全是数学老师，左腿有残疾，行动不便，而且头发花白，满脸皱纹，但打起乒乓球来，却是生龙活虎，不输正常人。他为人和蔼、包容，对于调皮学生和后进生从不歧视，而是通过亲切的教育让其转变，所以毕业后的学生经常回校探望他。对于有特长的学生，他总是支持、培养，使他们在校时能得到全面发展。至今，我还能回忆得出樊成全老师的音容笑貌。我们是 1954 年进校，1957 年毕业，而在我进校的前一年 1953 年，沙市三中就被教育部确定为全国第一批重点中学之一。这个时期也是我们国家欣欣向荣的发展时期，社会秩序良好，学生思想活跃，对建设繁荣富强的新中国大家都充满信心和热情。

　　沙市三中学习氛围很浓，同时文化娱乐、体育活动亦紧密结合。学生业余活动多种多样，如篝火晚会、朗诵文学名著，周末还会经常举办文艺晚会。学生乐队和美术工作室也很活跃，同学们在业余时间排演大型话剧《雷雨》《西望长安》等剧目，演技接近专业水平，甚至可以公开售票。爱好美术的学生，有不少人考入了著名的美术学院。当时全校师生还大力开展劳卫制锻炼。为了搞好这一活动，学校建立了以副校长为首的"体育保健委员会"。此外，还大力培养体育锻炼积极分子，培养锻炼小组长。经过劳卫制锻炼，全校师生身体素质得到明显增强。下午 4 点后的操场上热闹非凡，篮球、体操、田径运动多种多样。我感觉那时的学生真正做到了德智体美劳全面发展。

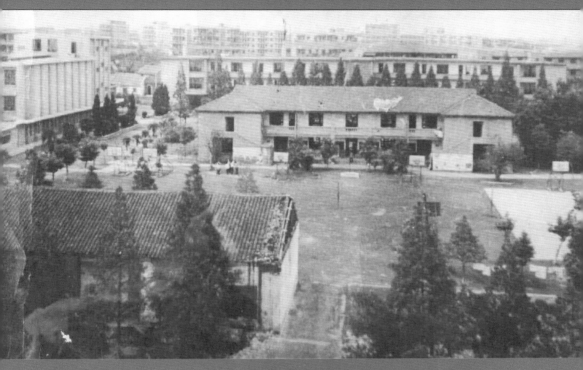

沙市三中（何复兴供图）

由于学校良好的培养环境，教书育人成绩显著。除培养了成千上万的英才之外，沙市三中还先后走出了 5 位院士：王明庥，原南京林业大学校长，中国工程院首批院士；樊明武，原华中科技大学校长，中国工程院院士；官春云，原湖南农业大学校长，中国工程院院士；叶声华，天津大学博士生导师，中国工程院院士；陈和生，中国科学院高能物理所所长，中国科学院院士。另外还有一批企业家、作家、将军，曾轰动一时的电影《女大学生宿舍》就是出自三中毕业生之手。

我至今还记得，沙市三中有一位非常出色的物理老师叫罗少玉，他学识渊博，讲课生动幽默。他给我们讲自由落体运动与加速度时，引用古人的打油诗"板侧尿流急，坑深粪落迟"来作比喻，逗得我们一怔之后，哄堂大笑，罗老师却一脸平静，若无其事，就像一位相声大师的精彩表演。罗少玉老师从教多年，名闻遐迩，非常受沙市人尊重。原来罗老师早年留学日本，以全校第二名的成绩毕业于日本东京高等工业学校，回国后在武汉受聘先后就任中华大学、湖北省立医科大学、武昌中山大学等校的教授。日本侵略军占领武汉以后，日语精纯的罗先生不肯为敌伪做事，从此离开武汉，辗转后方，先后在湖北的几所中学任教。建国后，罗少玉任教于沙市三中，他参加了民主同盟，任沙市三中的民盟支部主任，还当上沙市市政协副主席，在教书育人和社会事业方面尽心尽力，功劳卓著。

我从沙市三中毕业的那一年，1957 年 5 月，学校举行盛会，祝贺罗少玉和另一位老师从教 30 年，不光教育局长来了，就连我原来在沙市九十铺老屋的邻居、当时的市委书记陈明也参加了大会。市宣传部长吴平还当场赋诗表示祝贺："五月花朵遍地红，蓬勃桃李满园中，卅年的勤播文化种，苗壮叶肥老人功，循循善诱无倦怠，老来不离少年宫，祖国兴建需文化，犹赖时雨与春风。"

　　可是，谁也没有想到，仅仅 2 个月后，反右派斗争突然席卷全国，此前响应党的鸣放号召、给政府进言的大量知识分子和民主党派人士被定为"右派分子"身份。沙市三中全校也开始了反右派斗争，一开始，就集中揭批了"罗少玉""民盟小组"的问题。因言获罪的罗少玉老师被打成了"右派"，开除教籍，遣送下放劳动，离开了他心爱的学生和校园。在 1979 年他病逝后才得以平反，恢复了生前名誉。后来湖北江陵、潜江县编修地方志时，均将罗少玉老师入志立传，为后人所传颂。在反右斗争中，沙市三中的老师里面，教语文的申世渠老师、毕传泽老师，教数学的余立老师都蒙冤去世了。在他们去世很多年后，这些老师都得到了平反。

八、单相思的初恋

从小学四、五年级开始有了对异性的倾慕，特别是对一些能歌善舞的漂亮女生，但这种感觉只是幻想，并无具体对象。

到了高中二年级时开始有了想交往的对象。实际上到高二以后，许多男同学都有了固定的女友，当然，由于社会风气不像现在这样开放，公开活动者寥寥。但也不乏有大胆男孩开始有了一些公开行为和动作。

我们隔壁教室的同学比我们低一个年级，其中有一个体态玲珑、皮肤白皙，比较引人注目的女生，有时我经过她身旁时总想多看她一眼，也许是自作多情的缘故，感觉她也在看我。时间久了，渐渐地心中萌出一点早恋所特有的感觉，特别是看见周围不少同学都有了女友更是动心。某天，我突发奇想，想约这个女孩见面聊一下，于是给她写了一封简短的信，约她在公园见面。这天，刚下了大雪，天寒地冻，树上还吊着冰凌，北风劲吹，公园里行人稀少，一片冷寂。我仍然按时赴约，刚开始时心情激动，浮想联翩，脑海里反复想着该和她讲些什么，以及她会怎样反应。但等了大约2个小时，仍然不见其芳踪，渐渐感觉失落、空虚，仅存的一点耐心和信心也消失殆尽，最后只能悻悻离去。

次日再次见到该女生，她毫无表情，好像什么事也没有发生过。这时我深深意识到自己的愚钝。我人生的第一次暗恋到此为止。现在回头看，高中同学的初恋没有几对成功的，考上大学后各奔东西，仅有的一点情愫也就随风而逝了。

实际上同班和其他班同学中不乏对我真有好感的女生，但我却毫无兴趣。此后平静地度过了高中阶段，并考上一所省属高校——湖北医学院。

九、高考

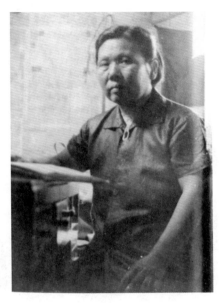

母亲（1962 年摄于沙市胜利街）

　　1957 年高中毕业，在高中的最后半年基本上停课复习。沙市三中是荆州地区乃至全省的好中学，老师实力雄厚，学生出类拔萃，每年高考都有很高的录取率。1956 年和 1958 年招收的大学生很多，而 1957 年是大收缩的一年，这一年全国招生总数仅 107 000 人，而当年毕业生就有 20 多万。

　　本人在班级内成绩属于中等，那时大学考试分为三类，第一类理工，第二类农医，第三类文科。开始好像有点兴趣学建筑，对于建设高楼大厦很感兴趣，但苦于绘画基础太差，只好望而却步。后来改考农医类，录取通知书发到学校，本人被第二志愿湖北医学院录取了，虽然不是十分理想，但也还可以。当年高考录取率不到 50%，但沙市三中能达到 75%，也就是说大多数同学都进了大学。

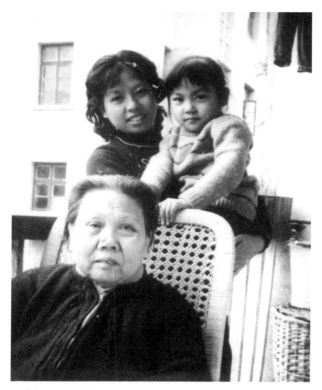

母亲与侄女及外孙女

看到录取通知书后，第一时间想告诉家长，好在母亲所在服装厂有一部电话，接到电话的母亲特别激动和开心。

能考上大学，全家都非常高兴。母亲给我准备了一个箱子，置办了几件新衣服。特别难忘的是，她用家里的几块小绸子手工缝了几块手巾。慈母手中线，游子身上衣。我看着母亲在灯下一针一线地缝制手巾，发现她头上新添的白发，脸上新添的皱纹，想到父母亲平时的辛苦，不禁潸然泪下，顺手在白绸上写出"母亲的眼泪，母亲的心，顺着一江秋水，送走了亲爱的孩子。"

十、怀才不遇的同学

收到录取通知书后的我们很快将开始大学生活，而一些未被录取的同学，羡慕之余，黯然神伤。我最不能忘记的一位同学 L 君，此君才华横溢，高中一年级时品学兼优，并担任班长，但是从高二开始，他迷上了演话剧。第一部话剧是老舍先生的名著《西望长安》。他扮演一瘸一拐的大骗子栗晚成，把冒充战斗英雄的骗子那种不动声色、老谋深算、外表庄重、内心奸猾的人格表现得很到位。演出一举获得成功，在沙市这个小地方名声大噪。接着学校又组织排演曹禺先生成名剧作《雷雨》，作为高中生要驾驭这样的文学巨著应该说还是有一定难度的。L 同学扮演一家之主周朴园，这个角色的性格其实非常复杂，既有封建家长的专制自私、也有资本家的冷酷虚伪，但还有人性中自我悲悯的残存。L 同学演得也很到位，简直不像是一位中学生塑造的舞台角色。这与沙市三中的名校背景，老师们的文学功底与素养是分不开的。记得当时演出名剧《雷雨》时，担任导演的是一位地理老师，由于演员都是高中男女生，演出时有些放不开，当周家二公子要牵四凤的手时，还是得到这位老师鼓励，男女学生才敢牵手，最后演出获得了成功。

我的这位同学，由此不再认真学习高中课程，上数学课时也在看《梅兰芳的舞台艺术》、斯坦尼斯拉夫斯基的《演员的自我修养》等表演类书籍。

由此，他的成绩急剧下降，到毕业前要补考两三门功课。他去北京报考了北京电影学院，据说通过了初试，复试时被淘汰。继之，高考发榜时，L君名落孙山乃是必然。

临进大学前同学们在沙市中山公园的泳池游泳，一脸洋溢着青春朝气的L君对我们讲，大家从此分赴全国各地，相信几年后我们会在中国各地看到一部由他主演的电影。当时的我们也诚心实意地希望他的愿望成真！

此后，由于他正值服兵役年龄，被征兵入伍，又由于他本身太有才华，不可能成为一个非常听话的士兵，因此几年下来也没能混上一个干部身份。1963年我已在医院工作担任了一名住院医生，L君复员转业途经武汉，我见到了他。看到他落魄的样子，与学生时代意气风发，深受众多女生暗恋的他，形成鲜明对照。

作为一名转业士兵，据说他被安排在沙市精神病院工作。后来，由于他在本地的一些影响，又被安排到沙市文工团任团长。当时由于他是工人编制，因此待遇较低，每月才30多元，而那时的本科毕业生起点工资就有50多元。之后又听说L君到了地方志办公室工作。

不幸的是，我这位本来才华横溢的高中同学，因为长期不得志，积郁成疾，50多岁时就患肝癌去世了。

十一、老革命邻居

　　我们居住在胜利街 117 号，这条街中华人民共和国成立前称九十铺，我们的房子是一栋典型的沙市多进老屋。我们位于第二进，俗称厢房，出了房门就是露天，但很特别的是，露天约为 20 平方米的院子，院子上面又搭盖了一个棚子，虽能遮雨，但冬天北风会从四面八方趁虚而入，异常寒冷。这栋老屋的最后一进是单层瓦屋，里面住的是一对老年夫妇。有一年老人做寿，虽然他穿得很精神，但是头发都没了，当时我们感觉这位老人年纪很大了，其实他才刚满 50 岁。他有两个儿子，大儿子长年不在家，小儿子比我们大几岁，但还能在一起玩。听邻居说他大儿子是在外面"干大事"的，究竟干什么也不清楚。大概是 1949 年中华人民共和国成立前夕的一天深夜，他家门外突然传来了很急的敲门声，原来是来了"清乡"的人，就是查户口的意思。邻居们都知道后面陈姓老人的儿子是在外"干大事"的，隐约感觉到他是共产党，是"干革命"的，邻里街坊们都非常团结，前后传递信息，把他大儿子送到晒台上，即屋顶上，极力保护他。查户口的听差问有无闲人，大家都说没有，于是他躲过了一劫。

　　后来，我才知道这位家乡邻居陈明的生平故事。他原名叫陈崇铣，1920 年生，由于全家仅靠父亲微薄的薪水生活，家庭十分困难。他的求学过程异常艰难，为了能让陈明上学念书，他的母亲央求一位办私塾的亲戚收下他，为了凑出学费，他家曾不得不变卖唯一值钱的方桌，有时实在想不出办法，陈明就只能失学在家。但他的成绩一直很好，几年后从私塾考入小学三年级，不到半年就跳级读了四年级。

　　陈明的父亲陈老先生，那位我眼中总是衣衫整洁讲究的老者，是一位天性达观的人，尽管有时因为交不出房租而遭到房东驱逐的威胁，但他总是对陈明说："小家伙，一日富贵对日贫，一日阴天对日晴。"这句话一直深深地映在陈明的脑海中。"九一八"事变以后，全国掀起了反日高潮，陈老先生是一个非常有民族骨气的人，他立刻从供职的日本洋行辞去了工作，家里的生活因此而变得更为窘迫。陈老先生的爱国言行极大地影响了儿时的陈明。

1936 年，经同学介绍，少年陈明参加了进步青年组成的新生剧社，它是荆沙地下党领导的一个抗日救亡的群众团体，这是陈明第一次近距离接触党组织，从此他走上了革命的道路。抗战开始后，新生剧社演出了一系列宣传抗日的剧目，还进行宣传演讲，教唱抗日救亡歌曲。陈明随剧社成员一起到农村、工厂、码头去演戏，教唱歌曲，还教群众读书识字，宣传抗日救亡的道理。1938 年，陈明正式成为了一名共产党员。

武汉沦陷后，党组织派陈明到天门汉川地区参加抗日游击战争，而前去联系工作的接头暗号，就是当接头人问他叫什么名字时，他要回答"我叫陈明"。从此，"陈明"这个名字，就一直伴随着他以后的漫长生涯。

随着日寇的铁蹄不断践踏到湖北广大地区，党组织的中心任务随后转入到敌后游击战争中。开始一段时间，陈明在湖北汉川三中队担任指导员。表面上这支队伍是国民党汉川县政府所辖，但实际上是中共县委控制的一支抗日武装。

有一次部队准备打仗，陈明爬到山顶观察敌情，这时有几个老兵叫他下来，让陈明去给大家做饭吃，陈明起初不懂这么做的用意，便问他们为什么，老兵们笑哈哈地说："你这么年轻，又是指导员，打死不合算，太可惜，我们年岁大些，死了算了。"听了老兵们的话，陈明虽然被战友流露的情谊触动，却语气坚定地说："指导员就应该冲锋在前，退却在后，做饭的事交给炊事员，我不能下去！"

由于国民党政府对这支日益发展壮大的中共武装产生了猜疑，鄂中区党委决定带汉川三中队向京山开进，那里有中共的鄂豫独立游击支队。陈明随部队前往京山，经过了两天两夜的激烈战斗与跋涉，汉川三中队终于到达了京山八字门，成为了新四军的鄂豫独立游击支队第四团队。

抗战胜利后一年的 1946 年，当局调集大军围攻中原解放区，全面内战开始了，中央为了保存中原的有生力量，决定进行中原突围。此时的陈明与一部分同伴，离开了转移中的部队到地方分散隐蔽，以做生意、教书、帮工等身份为掩护，在湖北开展了 3 年紧张的地下工作。我的记忆中，他在沙市家中时，在我们这些邻居街坊的掩护下，惊险地躲过了上门"清乡"的官差追拿，就是发生在 1949 年中华人民共和国成立前夕。

第四野战军南下渡江战役在即，为了支援部队渡江作战，为过境部队提供食宿服务。陈明带领地方战友，建立粮站，组织船只、担架，以扎实的工作迎接全国解放的到来。

10 余年战争硝烟的洗礼，使陈明不断得到锻炼成长，他与湖北的战友及当地人民结下了深厚情谊，并与江汉平原这块土地结下了不解之缘。中华人民共和国成立后，陈明历任荆州地区专员、沙市市委书记、湖北省革委会副主任，湖北省委常委、副省长、省顾问委员会主任。在湖北这块家乡土地上工作了 70 余年，见证了这块土地上翻天覆地的变化。

作为老乡和邻居，陈明书记对我和我的兄弟都还熟悉，他退休后，我们还每年去拜访他一次。虽然那时他已 80 岁高龄，但思维清晰、敏捷，十分健谈。谈起当年他管理农业时，是怎样想尽了办法保证湖北不缺粮食的。他一生俭朴，一口沙市话，从来不穿西装，总是中山装出席各种活动。

我们的邻居，还真不少，那时是房门对房门，互相交流很方便，有些朋友至今仍保持着联系。比如邻居郑家园，从小爱写爱画，可惜家境较差，没有读大学，好像小学毕业就参加了工作，从市府通讯员做起，退休时已是荆州报社纪委书记，官至副处。他写的一手硬笔书法好字，退休后还写了一些长卷，其中包括一部全长 20 余米的硬笔楷书长卷《录红楼梦诗词曲赋》。我感觉他是怀才不遇，若是有专家推荐，一定会是一位有名的书法家。

还有一些从幼儿园并同在益勤小学上学时的小同学，至今已 70 余年，仍有联系。发小何复兴先生，现已近八旬，写得一手好书法，偶尔见面，总会谈起过去几十年的经历，从小学谈到大学，总感觉有说不完的话。小时候的我们，没有任何利害关系，童心一片，真诚一片。回想起来，恍如隔日，仍童趣无限。

十二、1957 年的湖北医学院

　　湖北医学院是一所省属院校，创建于抗日战火纷飞的 1943 年，由留德博士朱玉壁先生在湖北恩施亲手创建。朱先生在生前追忆创校的动因时，提到在德国留学期间发生的一件事。一天，一位瑞典籍的同学问我：贵省有多少人口？我答：3600 万。又问：有几所医学院？我答：一所也没有。他十分诧异，瞪大眼费解地看着我，好大一会儿才说：人口这样多的省份怎么连一所医学院都没有？医护人员如何培养？3600 万人生了病怎么办？一连串的发问深深地刺痛了我的民族自尊心，我感到热血在周身沸腾，暗自发誓，将来学成回国，一定创办一所医学院。

　　抗战胜利后，湖北医学院迁至武汉，旧址位于武昌张之洞路，学校面积狭小，办学条件很差。20 世纪 50 年代中后期，医学院的青年学生希望能尽快改善办学条件，个个群情激奋，说过头话、办过头事的学生不在少数。朱玉壁先生是事业心极强的人，也希望能快速创办一流大学，建立医学城。而实际上新的湖北医学院已在武昌东湖之滨的马王店、高家湾一带开始建设，只是速度较慢。

　　1956 年底，中央宣布全党开展反对官僚主义、宗派主义、主观主义的整风运动，党内外群众向党提出批评建议，但到了后期随着各种批评意见急剧升温，大鸣、大放、大字报、大辩论的形式在全国迅速蔓延，加剧了全国性的政治紧张空气和不稳定状态。

　　1957 年的湖北医学院，是武汉很激进的一所院校，这也引起了湖北省委的重视。据高年级同学说，当时省委派书记处的许书记到学校视察。在查看学生宿舍时，有人故意踩掉他的鞋子；上台作报告时，没讲几句话就被台下学生打断。当这位书记说："我们现在还是一个比较穷的国家，

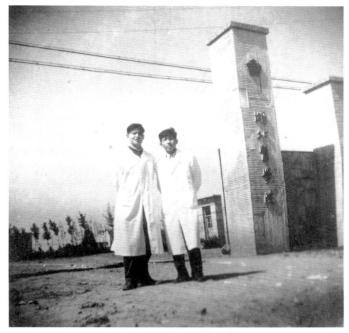

大学时期湖北医学院同学

因此……"，马上就有同学写了一张大标语立在他的面前，上书"XX 医学院是不是中国的？"这所学校刚从上海迁来不久，办学条件比湖北医学院好一些。此时人声嘈杂，会议无法开下去，只好草草收场。

湖北医学院的鸣放还在继续，最后只有请省委第一书记出面收场。当时的省委第一书记王任重，工作有经验，能应对各种复杂情况，真不愧是第一书记。他在回答问题时简单、老道、切中要害。针对学生最关心的 3 个问题，一一作答。第一，校舍问题，加速建设湖北医学院教学大楼，将省委修建洪山宾馆的工人调到湖北医学院建设工地，保证在开学时学生能进新校舍；第二，省委拨给湖北医学院一部电影放映机，让学生们业余生活更加丰富；第三，拨给湖北医学院一辆交通车，迎接新生时使用。三点讲完，台下一片掌声，王书记轻松过关。

十三、"大跃进"年代

1958 年全国进入"大跃进"运动，其初衷本是希望用最快的速度改变贫穷落后的面貌，使中国迅速强大起来。当时我们正升大二，全校基本上停课，学生的主要任务是种田、拖车找肥料、大炼钢铁、下乡巡回医疗、修大堤等。

1957 年冬，我第一次参加重体力劳动，是到武汉东西湖参加围垦。

东西湖地处汉口西北角的张公堤外，汉江的汉口上游左岸，方圆 40 多公里，有 5 个老汉口市区面积大。由于地势低，三面环水，在 1957 年围垦前，每到汉江汛期或雨季，雨水聚渍，除少数较高地区以外，均被洪水淹没。围垦前湖区内可耕地极少，同时，众多湖洼内钉螺滋生，血吸虫肆虐，严重危害人民的身体健康。

围垦工程的第一部分是修建围堤，这是一条长达 60 公里、高一丈至两丈多、顶面 5 米宽可以走大卡车的大堤，与汉江干堤连接后，这条东西湖围堤，与汉江干堤、张公堤，三条大堤连在一起，围成一个 100 多公里的大围堤，为大汉口阻挡来自任何一方的洪水。工程建成以后，这片广阔的水乡泽国变成了不旱不淹的良田农场，长期为武汉人民提供了农副食品。

我们当时参加的就是围垦工程的第一部分，主要工作是挑土修堤。从来没有参加过劳动的同学们，抱着极大的热情去参加劳动，去住工棚。但是劳动量和劳动强度是同学们从未经历过的，挑土劳动消耗体力巨大，肚子饿得特别快，到了上午 10 点钟，每人加发 1 个白面馒头，当时感觉又香又甜，是全世界最好吃的食物了，迄今为止我仍记忆犹新。下午中间有 10 分钟休息，把扁担放在地上，人直接睡到扁担上，基本上 1 分钟之内可以入睡。

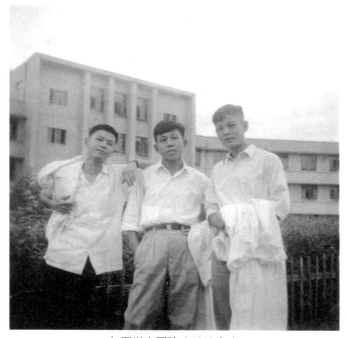

与同学在医院（1958 年）

东西湖劳动大概持续了 10 天左右，1958 年我们又参加了修京广复线。

京广铁路，是一条从首都北京通往广东省广州市的铁路，原来分为北南两段，北段从北京到湖北汉口，称为"京汉铁路"，南段从广东广州到湖北武昌，称为"粤汉铁路"。在 1957 年武汉长江大桥建成通车后，两条铁路才接轨，并改名为京广铁路。京广铁路是中国最重要的一条南北铁路干线，由于运输量的激增，从 1955 年 12 月起开始修建复线。

修京广铁路复线的工作也是挑土做路基，这一次持续时间更长，超过半个月。我们在汉口的江岸区工程路段，住在工棚，每天披星戴月，早上天不亮出工，晚上燃灯时分才回来，工地距住处需走 1 小时左右。这次的劳动强度非常大，但在经过东西湖围垦工程的锻炼之后，我已能适应，每次可以挑 100 斤左右的土。强体力劳动之后，胃口和睡眠都好得惊人。京广复线全部完成后，从北京至广州的客车旅行时间，由过去的 4 个整天一下缩短到一个昼夜，这在当时是一个巨大的进步。

1958 年从工地回学校后，接着就下乡巡回医疗。这时我们完全没有学过任何临床医学知识，就由两个刚毕业的医学生率领我们到荆门县盐池公社。到荆门后修整一天就去公社。盐池距城关大约 70 华里，早上出发，行李由马车拖过去，我们步行到盐池，傍晚时分才走到。公社墙头上写着大标语"欢迎 XXX 教授"，其实带队的也只是刚从医学院毕业的学生。两位带队的学长之一，多年以后当上了医学院副院长。

盐池这个地方的得名，来自一个传说：这里原来有个庙，庙里的和尚们发现了一个小盐池，里面每天出的盐刚好够这几个和尚吃，和尚们发现后很高兴，但日子一久，他们想多得到盐，就把池子挖大，结果反而没有盐了。于是人们将此地叫做盐池，以告诫后人莫要贪心。

农村的缺医少药非常严重，当时我们能做什么事呢？那里丝虫病、钩虫病、血吸虫病流行，公社卫生院就给我们一些药，晚上到农民家发药。对于早期的寄生虫病患者，还是有不错的疗效，但对像晚期血吸虫病人，就没有太好的办法了。另外，由于当地人做饭用柴火，长期烟熏火燎，加上卫生条件差，农民眼睑的内翻倒睫发病率很高。由一个眼科医生教我们做内翻倒睫手术，现在回顾起来就是做双眼皮手术，将倒置的睫毛翻起来，立即缓解了患者眼疾。在当时条件下，消毒非常不严格，只用蒸饭的蒸笼将手术器械蒸一蒸，但极少发生感染，手术成功率相当高，想想那些人真算是运气好。

此后还去潜江参加过类似工作，由于没有学过医学，找点书看了一下，基本上就是一个赤脚医生水平，没留下什么后患就已经很不错了。

那时正是"大跃进"热火朝天的年代，公社生产队实行大食堂、大锅饭，吃饭不要钱，一开始农民纷纷敞开肚皮吃，都兴高采烈的，食堂还配有免费毛巾和牙膏牙刷，一幅进入共产主义的景象。但我们在那里呆了3个月后要回来时，农村大食堂已经快办不下去了，因为粮食困难开始出现了。

当我们回到医学院后，发现学校饭堂的饭里开始掺杂粮，而且越掺越多了。街上商店和菜场里几乎买不到什么吃的东西，粮食定量制度出现了。粮票之后，各种票证都陆续开始发行了，各种票证有几十种之多，柴米油盐、衣食住行，购买任何日常生活用品，几乎没有不要票的。但只有城镇居民才享有票证，农民连这种物资限量供应的资格也没有。直到改革开放以后，物质生活才开始丰富起来了，粮、油、布在市场上都可以拿钱买到，到了20世纪80年代，这些票证才结束了它们漫长的历史使命，退出了历史舞台。

十四、第二次下乡

进入大学第一年后参加巡回医疗到荆门，第二年继续有类似活动，虽然还没有学到太多医学知识，但已经在乡下当了医生。

记得第二次下乡是到潜江，能做的工作还是晚上出去发药，同时还做眼睑的内翻倒睫手术。这是很简单的手术，我们这些医学生就这样免费帮助大量的贫下中农变成了双眼皮，那时候这类手术很不值钱，现在做一次这样的手术需2000多元。

1959年的潜江县城仅仅是一条小街。到了农村后我们才知道农民生活有多苦，很难吃上一顿白米饭，如果能吃到一顿饱饭就是很大的享受了。当时的潜江农民基本上不吃青蛙，有时候晚上肚子饿了，几个同学就会出去到田里抓青蛙吃。青蛙有个特点就是怕光，被手电筒照上后它们基本上不动，所以特好抓。我们把一条裤子的裤脚扎紧，翻过来装抓来的青蛙，一个晚上大概能抓十来斤。回来后一个个像泥猴子一样的我们，都顾不上先洗个澡，就赶快将青蛙剥皮去肚，下锅煮熟后饱餐一顿。那时在饥火中烧的我们眼里，那些可爱的青蛙，不过是装在墨绿色条纹袋子里的一块块田鸡肉罢了。看来，古人说的"仓廪实而知礼节，衣食足而知荣辱"还是很有道理的。当时人们也还没有动物保护意识，这种对人类有益处的动物也被随意食用，现在回想起来，应该是悔不当初，还不好意思将当年抓吃青蛙的故事讲给小孙女听，以免影响我这个当爷爷的形象。

当时一切实行配给制度，吃饭需要粮票、油票。有时晚上饿了，每人掏出一点粮票购买大米，做一锅饭吃，有没有菜不重要，只要能吃一顿饱饭就有足够的幸福感。

　　在乡下农民家住，看到了农民们的生活，他们吃的稀饭几乎就是清水，里面的米粒寥寥可数，心中很难受，加之时间长了与这些朴质善良的住户人家也有了感情，我有时会拿出一点粮票给他们贴补无米之炊，但在给出粮票之后，又内心矛盾，觉得对不起家中的父母亲，因为这粮票他们是怕我挨饿影响长身体，而尽力克扣自己的口粮节省出来的。但看到农民比我们还要惨得多，实在不忍心不帮他们一点。我想，我那心地善良的父母万一知道了，也会理解和原谅我的。因为我和弟弟都记得童年时，母亲总是说，即使只有一口饭，也要分给大家。我六岁时，在从公安逃难回沙市的船上，全家只带了一口袋发霉的面，母亲就用江水煮了，分给了全船的难友。虽然当时我们的日子过得也很艰难，但是母亲见到乞丐一定会施舍他们。那时候我们家的小摊卖盐，母亲常常会把自家的盐分给贫苦到买不起盐的乡亲们。

　　在我们要离开住地时，当地农民们很是舍不得，和我们依依惜别。

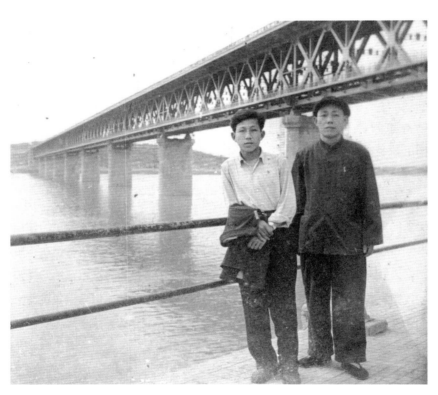

与父亲在一起（1958 年）

十五、忘不了的回锅肉

自 1958 年"大跃进",人民公社化,吃饭不要钱,再加上全民土法大炼钢铁,牺牲农业发展工业的政策导致农村无人种田甚至收割成熟的庄稼,粮食严重紧张,全国呈现一片萧条。彭德怀元帅在 1958 年的《故乡行》一诗里写道:"谷撒地,薯叶枯,青壮炼铁去,收禾童与姑。"

在这种情况下,大学生的生活仍能得到基本保证。在武汉,高校大学男生每人每月有 32 斤粮食,女生 29 斤。肚皮小一点的基本够吃,肚皮大的男生绝对是每天处于半饥饿状态。因为油少,肉类少,所以看起来配发得不算少的粮食,在这种背境下也是完全不够的。从大四开始我们转学到四川医学院(今四川大学华西口腔医学院)学习。四川本是天府之国,但此时的四川农村也已食不裹腹,面临严重粮食危机,浮肿病高发,死亡率增加。对于大学生,生活仍能得到基本保证,不分男女一律每月 29 斤粮食、半斤肉,四川本地学生还经常用炒盐来冲水喝。那时学生食堂都用脸盆蒸饭,由于放水蒸饭,水面虽平,但大米可能倾斜,因此到打饭时可能形成一个斜面。学生开饭时切成 8 块,这样必然不能平均,有高有低,有多有少。大学生虽都想拿大块的,但都比较含蓄、客气,而中学生就比较直率了,谁都不愿要小块。因此我们看见附中学生分饭时就比较认真,先将分饭同学的眼睛用手遮住,然后将饭盆在桌上转上一圈,大块对着谁,就是谁的运气好。这样做相对公平,小同学们都能接受,而比较起来,大学生们就有一点死要面子活受罪了。

每个月半斤肉票，弥足珍贵，哪一天心情好，就带着肉票在餐馆享受一顿。成都人做的回锅肉本来就是一绝，在饥肠辘辘的时候来上一盘，惊为神仙食品，乐在其中。我还记得那盘回锅肉，常常是用新鲜蒜苗和肥瘦相间的五花肉炒在一起，肉切得很薄很大块，在油中煎后翻卷如大片的花瓣，有时还有青红椒点缀，酱料味道恰到好处。还未端上来时远远就闻到蒜香扑鼻，让人立刻口舌生津，一口咬下，味蕾被冒出的油花刺激，就像久旱的土地突然淋到雨水一样美好，只可惜1个月才有这么1次。粮食全凭粮票，家中总担心我们挨饿，父母亲常会从自己口中省下一些粮票给我们，略补我们成长发育中的身体。我至今仍然喜欢回锅肉，估计就缘于在四川的这段经历吧。

　　由于中央及时采取措施，实施"调整、巩固、充实、提高"的八字方针，自1963年开始国民经济情况好转，农民利用很少的自留地，生产出一些副食，极大地缓解了农产品的紧张状况。

　　在四川学习期间，我们有两次机会下乡为农民看病，其实当时广大农村人口主要是一种病，即由饥饿所致的浮肿。那时得这种病的人全身浮肿，手脚无力，用手一压就起一个窝，见什么东西都想吃，连地瓜叶、榆树皮之类的"代食品"都甘之如饴。轻度浮肿病患者补充一些含蛋白食品后会很快好转，重症患者也没有特别措施，很难起死回生。

十六、生活上的困难时期

　　1958 年"大跃进"，大学生也跟着炼钢铁，许多同学将家中的锅、铁门都送去炼钢，家家户户都参加了敲掉门扣子、箱扣子，砸锅交铁的群众运动。那些家用铁器被集中起来，用大规模砍光山林得来的木材，在小土炉里冶炼，只不过烧出一堆堆的废炉渣而已。农村开办大食堂，农民家中不开伙，全家人在食堂里白吃白喝。当年首次下乡到荆门时看到这一异常景象，印象非常深刻。

　　在乡下度过 3 个月后回校，此时大跃进的弊端已开始显现。街上食品店里越来越空，没有东西卖，偶尔有点饼干之类的食品，马上就会排起长队。食堂的饭常常不够吃，过去学生还能随便添饭，现在逐渐受到限制。其他各种生活用品必须使用各种票证才能购买。

　　城市里大学生粮食定量还能得到保证，而农村却困难了。即使学生生活有基本保证，但在同学中也开始大量出现浮肿，均是因为半饥饿状态所致，这种状态持续了 3 年之久。在此期间究竟有多少人因饥饿离世，尚未见官方资料正式报道。

　　在困难面前，我的父母亲给予了他们的大爱。其实他们的粮食定量比我们低得多，但是他们节衣缩食，在饥饿中仍然节省粮食，换成粮票，然后又以较小的比例兑换为全国粮票寄给我们。由于营养缺乏，父亲身体日渐虚弱和衰老，加之肺部感染，去世时年仅 64 岁。

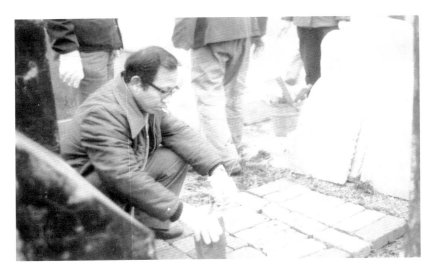

父母的坟头

1960 年，我已由湖北医学院转至四川医学院学习，当时的川医党委书记是老红军孙毅华，他非常关心同学，要求同学们少进行体力活动，休养生息。有一次我和同学在操场上跑步，孙毅华书记把我们叫住，告诉我们不要做剧烈的体力活动，多注意休息。这位老革命小时候身世悲惨，和母亲弟弟讨饭度日，曾经历过二万五千里长征，受到广大师生尊敬，却在"文革"中的四川省革委会"干部学习班"上被迫害致死，"文革"后得到平反昭雪。

记得我的一个远房兄弟，住在荆门乡下，他身强力壮，干活麻利，有时还到我们家来玩上几天，但在困难的这几年之后再没见过面。后来一打听，据说已经离世了，原因是饥饿加浮肿。当时他参加体力劳动修水库，挑着一担土，走着走着就突然晕倒在地，从此就没有再醒过来。

十七、中国建立口腔系

1960 年，国家正在度过最困难的 3 年。

在这举国深感困难的时候，当时卫生部发现中国口腔医生奇缺，为改变这一状况，决定在全国 10 家高校开办口腔专业（系）。记得除湖北医学院外，还有河南、河北、吉林等医学院，各院校接到通知后都在积极筹备。湖北医学院领导也非常重视开办这一新专业，时任湖北医学院院长的朱平亚女士亲自到四川医学院去寻求支持。

朱院长到四川医学院后，受到川医的热情接待，当即决定派川医口腔系主任，留美归国的二级教授夏良才、廖蕴玉夫妇，并选派两名青年骨干医生共 4 人来湖北，以支援湖北医学院的建系工作。同时也答应选派 5 名应届口腔系毕业生来武汉，还同意从湖北医学院 1957 级医疗系（三年级）同学中选拔 12 名同学赴川医代培，两年后再回湖北医学院一起创建新系。现在回顾起来，应该说幸亏有川医大公无私的支持。随着国家困难的加重与延续，申办的 10 所口腔系随之纷纷下马，唯一保存下来的一所就是湖北医学院口腔系，其理由主要是大牌教授夏良才的支撑。

夏教授一行到武汉后，马上积极投入筹建工作。在那个国民经济困难的非常时期，湖北医学院口腔专业是地无半分，医生不足 10 人，夏教授四处奔走，筹资金，选院址，购设备。1962 年 5 月因陋就简，建成中南地区第一个口腔医院门诊部。同年 9 月，在旧房中建成有 25 张病床的病房，接待了第一批住院病人。

当时获得的是武昌监狱及长春观的各一部分房子，长春观是一座古老的道教宫观，以道教全真派创始人邱处机的道号"长春子"命名，邱处机道长在武侠小说名家金庸的《射雕英雄传》和《神雕侠侣》中，被描写成

1960 年建立口腔医学系

一位豪迈奔放、武艺高强的道士而名传天下。中华人民共和国成立后，长春观渐渐香火冷落，宗教活动趋于停止。因此武汉市政府将长春观的一部分旧房子划拨给了湖北医学院建立口腔医院。就这样在半座破庙和半个监狱中，诞生了今天的中国五大口腔院校之一，武汉大学口腔医学院。

据知华西口腔的创始人，加拿大的林则博士在 1911 年建立中国第一家口腔专科医院，也是在一所基督教堂——成都四圣祠某个破旧的礼拜堂里。这确实与在一个道教庙观中诞生的湖北医学院口腔医院相映成趣，无巧不成故事。口腔前辈们的筚路蓝缕，以启山林，让我们追思先贤，感怀不已。

我想在此对武大口腔的创始人夏良才教授做一个简介。夏教授是我国著名的口腔医学教育家，口腔颌面外科学专家。他是四川仁寿人，1937 年在成都华西协合大学牙学院获牙医学博士学位，毕业后留在母校服务。1944 年任母校牙医学院副院长。1946 年赴美国密西根大学牙学院深造，两年后获颌面外科硕士，此后在美国印地安那州立医院继续从事颌面外科工作，因成绩卓著被美国外科学会接纳为会员。

建国之初，新中国百废待兴，海外赤子夏良才、廖蕴玉夫妇满怀爱国热忱，放弃在美国行医的优裕条件和安定舒适的生活环境，谢绝美国朋友们的规劝和挽留，在友好人士的帮助下，他们和邓稼先等百余位留美学者一起，在 1950 年回到祖国的怀抱。

夏教授回国后，任母校牙医学院外科系主任，他白手起家创办了我国第一个口腔颌面外科病房。抗美援朝战争期间，为配合朝鲜战场战伤救治工作，夏教授参与编纂了《战伤外科》的"颌面外科"章节。1953 年任四川医学院口腔系主任，兼颌面外科主任。1958 年夏教授领衔主编了我国第一部《口腔颌面外科学》统编教科书。1960 年底他与太太廖蕴玉教授奉调武汉，一手创建了湖北医学院口腔系，任首位系主任兼颌面外科主任、口腔医院院长。

饮水不忘掘井人。我谨在此对尊敬的夏良才教授，这位武汉大学口腔医学院的创始人致以深深的敬意。

十八、十二名同学今何在

由湖北医学院选派去四川医学院口腔系委培的十二名医疗系同学，在当时都是学生中的骨干，除四人外，其余八人均担任各种级别的学生干部职务，有一半以上是党员。这十二名同学并非天资都很聪明，学习成绩处于中等以上，但大多数同学都担任过学生干部，有一定的管理经验，因此到四川医学院后，大多数人也当上了各级干部，比如系党支部书记、团总支书记、系主席、班长、劳动委员等。本人在这方面相对落后，没有得到一官半职，只有努力学习，保持比较好的学习成绩。毕业时川医领导有意留几名优秀学生在四川医学院，但当时湖北正缺人才，所以毕业后我们全部返回武汉。

到四川后，当时也正值困难时期，各省粮食定量标准不一，湖北的大学生标准是男生每月 31 斤，女生每月 28 斤，但是到四川后无论男女一律每月 28 斤，这样男生就吃亏了，感觉不够吃，而女生基本上能满足。由于全国处于粮荒之中，有的女生将吃不完的米饭晒干带回家，以贴补家中不足，这也是可以理解的。

1962 年回武汉后，全国形势好转，这是由于"调整、巩固、充实、提高"八字方针发挥了作用。大炼钢铁已经停止，社会生活逐步走入正常，菜场里也逐渐有鱼、肉销售，到 1964 年时情况是最好的，几乎恢复到困难前的水平。

医院刚刚开诊，建立在前武昌县的监狱之中，隔壁是道教寺庙长春观，部分道士宿舍被利用作为教室。学生则借居于当时的中南财经学院（现中南财经政法大学），我们回来的十二人分住在几个小房间里。

当时的学习环境很差，读书氛围不浓，系主任夏良才教授看到这些

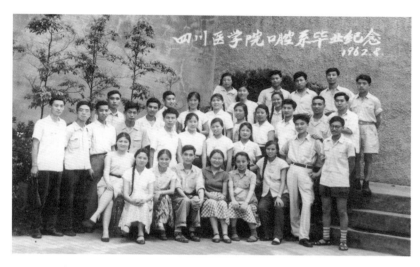

四川医学院口腔系毕业纪念（1962 年）

情况，召集我们开会，强调学习的重要性，提醒大家这是办学的根本。现在看来，具有远见卓识的夏教授是在注重培养业务干部，为湖北医学院口腔医院的未来发展储备技术力量。我最记得他说的一句话是"响鼓不用重锤！"后来我也经常用这句话来教育学生。从此以后，进图书馆的人比较多了，即便是在 20 世纪 60—70 年代，一些年轻医生也在不断学习，这批人均成为医院发展的骨干和精英，也带出了一批优秀学生。

后来，在这十二名同学中，六名同学已经退休，颐养天年。有一名男生支援北京医院干部门诊上调北京；一名女生调至武汉同济医院；另一名女生随夫调到福州后离职赴南美，在南美开了一家超市，据说某日不幸遇车祸身亡。还有两名同学因病不幸去世。目前仅我一人还在职，继续为发展口腔医学事业尽微薄之力。

十九、入党

在 20 世纪 60—70 年代，在那个时期特别讲究出身和血统，我既不是地主资本家，也非工农出身，更不是革命干部。自 1945 年抗日战争胜利后全家从公安乡下搬回沙市，在九十铺（后称胜利街）摆一个小摊，主要销售香烟火柴，兼售一点食盐，3 年下来完成原始积累，租了一个约 7 ～ 8 平方米的小店面，前面是门面房，约 2 米宽的柜台，后面有 9 平方米左右的一间房，供全家四口人居住，生活之困窘可想而知。当时没有自来水，没有厕所，没有电灯，吃水靠挑，厕所用比马桶还低一档的尿罐，炒菜在大杂院内的公共厨房，晚上学习靠"香油灯"，实际上是菜油加灯芯。虽然一家人挤在一起比较苦，但全家和谐、其乐融融。我的家庭给我带来的"小商人"阶级出身，在我后来的人生事业发展中起到过微妙的作用。

1970 年底，我正在为郁郁不得志而烦恼，情绪低沉，恰逢党开始吐故纳新，吸收优秀人才。当时口腔医院有五个支部，由各支部推荐新党员，结果五个支部都推荐了两个人，一名是炊事员，他苗红根正，当无意外；另一名是我，虽然不是工农出身，但"小商"出身也说得过去，加之我本人多年来工作努力、勤奋，处处体现模范带头作用，群众关系好，所以获得 90% 以上群众的支持。我自己认为此次纳新，非我莫属。

当时的一把手军代表姓田，微胖身材，官至师级卫生所所长，虽然文化程度不高，但遇事深谋远虑，深藏不露，沉着冷静。这些天碰见他照常对我亲密无间，勾肩搭背，一如往常。但之后宣布纳新对象时却让全院职工震惊，没有我的名字。我如同被一盆冰水浇醒，疑惑不解，总在想，为什么不是我？为什么突然变卦？

究其原因，口腔医院是一所专科医院，分科明确，技术较为精细。20世纪60年代后期，工宣队、军宣队进驻，打破等级制度，医护不分，大量护士提拔为医生；专业不分，内外兼治，医生变为全科，自以为什么问题都能解决，因此都自我感觉良好。

田代表是一位遇事深思熟虑，比较有谋略的人，他认为这样混合的大门诊，学科不分不利于医院发展，因此他提出门诊仍然需要精细分科，不能搞大锅饭。当时他的提议无疑是正确的，符合学科的发展规律。科室举行政治学习时，田代表提出了学科再分化决定。开始我不在场，待我回来后大家七嘴八舌讨论，认为这样很不合理，如果是这样操作，我们的工作范围将大大缩减，许多动刀的手术我们就不能再操作了。其实在那个时代，事情做多做少都一样，也没有什么钱的概念，所以大家思想深处其实相对纯洁，并不涉及到钱的问题，完全是出于对医学技术的追求。每个人都愿意多掌握一些技术，说得好听一点就是多掌握一些为人民服务的本领。大家认为我和田代表关系好，觉得田代表也信任我。于是在大家鼓励下，我代表全科室向田代表提意见。实际上当时我也相当于科主任，只是没有正式下公文，仅为工作牵头。结果在讲座会上我侃侃而谈，大讲合并工作的好处，大谈精细分科的缺点。田代表并不当场表态，也不发言，只是面带微笑地在一边静听，等我讲完了后他高高兴兴地走了，没留下一个字。

结果我落选了，平时听不得不同意见的我，这次保持了高度冷静，喜怒如常，平淡面对。大约在1个多月后，几近元旦之时，突然通知我参加入党鉴定会，并将派我出国参加援阿尔及利亚医疗队工作。这真是喜从天降，入党，出国，这在当时是天大的好事，是组织的信任，事实上也是我一生中很重要的一次转折。

二十、出国

　　1970 年岁末，驻院军代表田先生通知我 1971 年有一个光荣的援外任务，参加中国援阿尔及利亚医疗队工作，马上要做出国准备。当时的卫生管理部门民卫局还安排学习一个月法语，因为我们去的地方曾经是法国的殖民地阿尔及利亚。这一消息使我激动万分，夜不能寐。

　　在当时的时代背景下，出国是一般人梦寐以求的事情。出国人员要查出身，查技术，查政治等，我好不容易有这样的机会，心中神往。再说出国还可以学好外语，经济上有补贴，出国人员每人有 530 元制装费，单位工资保留，除在国外伙食包干之外，每月还有 40 元人民币津贴，这在当时绝对是美差。唯一不利的就是离乡背井，两年多见不到亲人，只能靠鸿雁传书。

　　报到后便是集中 1 个月的学习，每天学习 8 小时，而实际上只学习 1 小时法语，其余 7 小时全部为政治学习。住在招待所，伙食比家里好，学完后晚上可以回家。法语老师是上一批的老队员。当时湖北省承担援阿医疗队从 20 世纪 60 年代开始，已先后出去过三批医疗队，我们应该是第三批或第四批。派出的队员爱学习的不多，所以老队员中能讲法语者寥寥无几，队员的业余活动基本上是打扑克牌、乒乓球等。我们的老师是湖北医学院的高尚志教授，后来的全国著名心血管外科、胸外科专家。据说他过去学过英语和德语，很有语言天赋。我暗下决心，努力学习，要争取作第二个高尚志，事实也证明，在我们这一批出国人员中，我的法语水平得到大家公认，也为我日后出国深造打下了基础。1976 年之后，我成为了通过考试的第一批出国留学人员之一。

二十一、制装

在 20 世纪 70 年代，由于经济发展低下，人们生活拮据，几乎每个人没有两套能穿得出去的服装，因此选派出国人员都会配备服装，每人制装费 530 元，这在当时可是一个不小的数目。当时大学毕业生湖北地区标准工资 53.50 元，中专毕业生 33.50 元，所以 530 元相当于大学毕业生一年的工资，大家自然高兴。制装统一在北京红都服装店量身定制。这家店在当时是中国第一品牌服装店，是 1956 年按周总理指示，由从上海迁往北京的七家著名服装店合并而成，据说中央首长的服装也全部是在这家服装店制作的。这笔经费基本上可以让每人做一套毛呢中山装，一件呢大衣，一套的卡中山装，其他服装自由购买。

从北京出发那天，大家全部穿上新做的藏青色毛呢中山装，胸佩毛主席像章，精神振奋，以至于经过巴黎机场时，都听到有法国人悄悄地说"millitaire"，即部队之意。

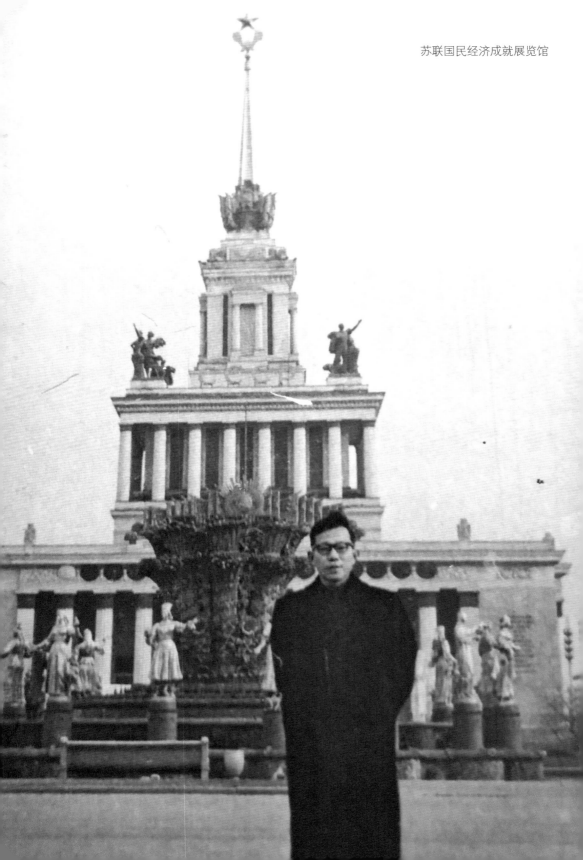

苏联国民经济成就展览馆

二十二、第一次坐飞机

1971 年 4 月，我作为第三批援阿尔及利亚医疗队成员整装待发。

我们一行约 30 余人，从最老的首都机场登机，这个机场目前已极少用作客运。当时乘坐的是图 -104 客机，途经数站停留，第一站伊尔库茨克，第二站新西伯利亚，第三站斯维尔德洛夫斯克，第四站莫斯科，最后再乘坐法航飞机经巴黎机场转机到阿尔及尔。

到苏联首都后，我们住在中国驻莫斯科使馆招待所，虽然该使馆规模很大，但因当时中苏关系紧张，使馆人员减少，使馆建筑也较为破败。

我们医疗队队长工作比较有经验，首先想安排大家进城看看，因此，他采取了"曲线救国"的方法。队长了解到当时我国驻苏大使的夫人是使馆里的保健医生，故主动向她推荐医疗队专家，来给驻苏使馆工作人员检查身体。体检工作过程顺利，很快就结束了，大使夫人很高兴，就主动提出开车送我们进城转转，这也正合我们心意。

大使夫人带我们开车上了列宁山，这是莫斯科市西南部的一座山丘，在山顶上可以俯瞰从山脚下流过的莫斯科河和莫斯科全城美丽景色。我们这一辈人所熟知的苏联歌曲《莫斯科郊外的晚上》，歌中背景就是在这个地方。看了列宁山上的莫斯科大学，它的主楼气势恢弘，这个建筑的中心塔有 200 多米，看上去有高耸入云的感觉。主楼正前方有著名俄罗斯学者的塑像，其中包括莫斯科大学的创始人罗蒙诺索夫的雕像。

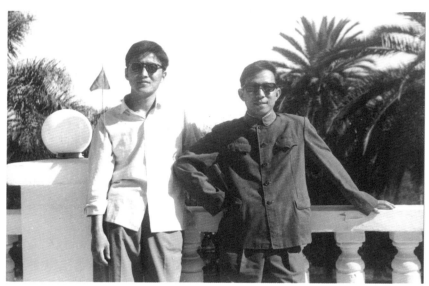

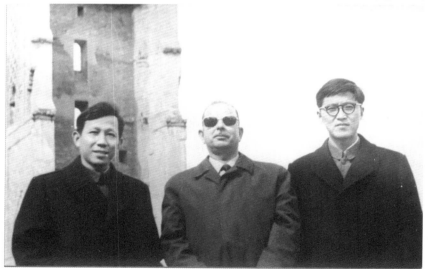

上图：阿尔及尔大使馆阳台（1971 年）
后面是五星红旗

下图：赫利赞医院院长（中间）
1972 年摄于阿尔及利亚

后来我们又参观了苏联最大的展览中心苏联国民经济成就展览馆。大门的外面，我们看到一个很眼熟的金属雕像：工人和集体农庄女社员，手中高举镰刀和斧头。原来是我们在看苏联电影的开头时经常见到的一个雕塑，莫斯科电影制片厂以它作为电影的片头，它被当作苏联雕塑艺术的典范。最令人震撼的是在展览馆里看到了从月球上带回的土壤。当时美苏竞相登月，美国人上去了，那个叫阿姆斯特朗的美国宇航员跨出了人类登上另一个星球的第一步，而苏联则在这个领域里落后了，人没有上去，但苏联的无人自动采样月球探测器挖回了一袋月球土壤。这堆土看起来与地球土并无区别，他们用一个精制的盘子装着，上面由半圆形的有机玻璃罩着，有专门的警察守护，颇为庄严、隆重。虽然我们看到的仅仅是一堆土，但也肃然起敬，因为这堆土反映了当时世界上最先进的科学成就。如今已时隔 50 年，我们国家的载人登月活动也仅仅是在计划之中。

莫斯科街道宽敞整齐，看不到棚户区的破败，当时作为社会主义阵营的领头羊还是名副其实的。在我们这次访问莫斯科的前 1 个月，1971 年 3 月，苏共第二十四次代表大会刚刚宣布苏联已经"建成了发达的社会主义社会"，那时的苏联是在国际舞台上唯一与美国争霸世界的两个超级大国之一。

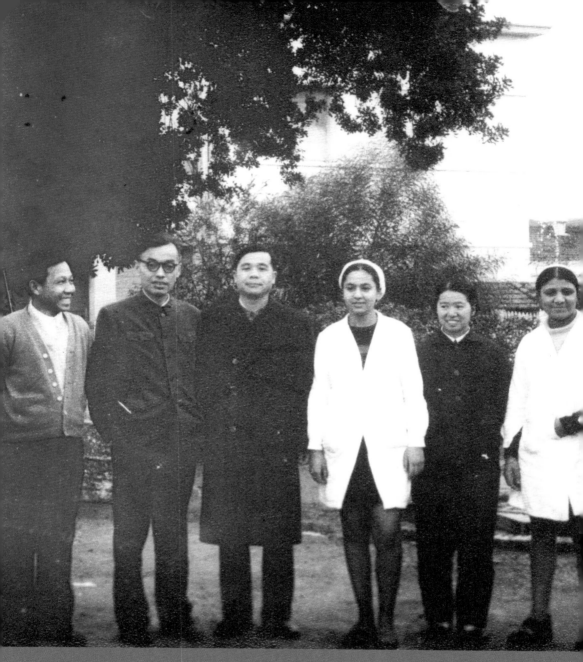

阿方护士与援阿医疗队

二十三、阿尔及利亚的医院与友情

　　我参加的湖北省援阿医疗队，在中阿两国过往的长期交流中，有着光荣的历史。

　　援外医疗队是新中国外交的重要组成部分。1963 年，阿尔及利亚人民刚刚摆脱法国殖民主义的统治，国家独立才仅仅 1 年时间，西方医生大量撤走后，医疗卫生几乎留下一片空白。该国政府通过国际红十字会，向全世界紧急呼吁请求医疗援助。我国政府首先响应，在周恩来总理的亲自部署下，一支由湖北省为主的 20 多名骨干医生组成的医疗队，于同年 4 月抵达阿尔及利亚，成为新中国外交史上第一支单独支援国外的医疗队，奏响了中国同第三世界国家合作的先声。

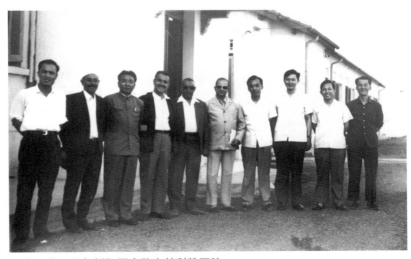

阿方工作人员与援阿医疗队在赫利赞医院

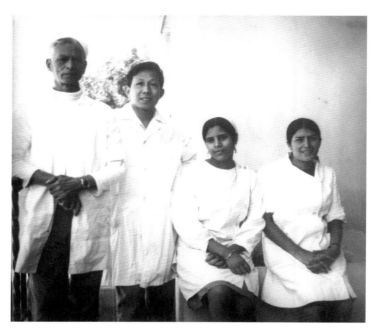

与阿方工作人员在一起

　　湖北省援阿的医疗点有几座城市，我去的点位于赫利赞市，赫利赞是阿尔及利亚中部的一座小城，地处交通要道，经常有车祸。医院的医生全是中国人，护士是阿尔及利亚人。中东靠近北非的人种，属欧罗巴人种的地中海类型，个个长得都很漂亮，满街都是大眼睛双眼皮，他们的皮肤白里透红，天生丽质，身材也很好。有一些当地少数民族，如柏柏尔人，属尼格罗 - 欧罗巴混血人种，皮肤偏棕色。

　　医院的护士基本上是阿尔及利亚人，管理人员全部由阿方承担。阿方人员对中国医生非常友好，互相尊重礼让。在当地人眼中，中国医生技术精湛，为人谦虚谨慎，儒雅，很多家长表示，很希望他们的女儿嫁给中国医生，但碍于当时的外事纪律，这种可能性根本不存在。尽管如此，医院的护士们仍然喜欢和中国医生接触。

有一个周末的早晨，忽然听到门铃声，打开宿舍门一看，是两个本院护士，问她们这么早来有什么事，她们说到中国医生这里来玩一下。后来才知道是她们最近学习了一些印度舞，专门来给中国医生们表演的，这使大家非常感动，当然也仅此而已。中国医疗队严格的涉外纪律，加之出国来的医生没有单身，所以即使有什么想法也只是想想而已。

在医疗队我还兼职做我们队的生活采购。有一天我带着厨师到菜场买菜，到结账时别人告诉我已经有人为我付账了。我感到很奇怪，去问了替我们埋单的人，他是一个卖牛肉的摊贩。我问他为什么替我埋单？他说他是阿尔及利亚的抗法战士，1962年国家独立前一直在部队与法国打仗多年，在独立战争中，中国一直支持援助阿尔及利亚，向阿方提供了大量的物资和现汇。阿国总统曾明确表示，阿尔及利亚战士用的枪炮、盖的毛毯、穿的衣服很多都是中国送的。因此，这位老战士很真诚地想回报我们，他的讲话令人十分感动。

1个月后，我再次去这个菜场，想照顾一下他的生意，但没见到这位抗法战士。一打听，说他已经不在人世。我当时非常震惊和难过。问其缘由，原来是有几个年轻人斗殴，他这人一贯爱打抱不平，常常迎难而上。这次在解劝过程中不慎被年轻人捅了一刀，随即肠子流出，即刻送到我们医院。但由于当时没有床位，让他转院去70公里外的马斯塔甘南县医院，那里是古巴医疗队工作的地盘。在转院过程中终因失血过多，抢救无效身亡。听到这些介绍，我感觉非常难过，一是很遗憾他当时没有找我，再说他已到我们医院但没有及时给他治疗。一条鲜活的生命，一个非常讲义气的、正直的生命就这样消失了，这件事成为我的终生遗憾。

在我们顺利完成援阿医疗任务回国后，湖北省一批批医疗队员多年来继续传递着接力棒，给阿尔及利亚人民带去平安和健康。我省医疗界各学科知名的专家教授很多都曾参与了援阿医疗行动，以精湛的技术和良好的医德为阿国人民服务，和当地人民建立了深厚的友谊。湖北省援阿医疗队成为我国援外医疗队中人数最多、规模最大、影响最好的医疗队之一。

自 1963 年中国向阿尔及利亚派出第一批援外医疗队以来，援外医疗队的规模逐步扩大。由各个省及直辖市承派医疗队到定点的国家和地区，已先后向亚、非、拉、欧、大洋洲的 65 个国家和地区累计派出援外医疗队员 18 000 多人次，工作在 100 多个医疗点上。其中援助阿尔及利亚的医疗队一直由湖北省负责。

2004 年，胡锦涛主席访问阿尔及利亚期间，在接见使馆工作人员和医疗队员时，对湖北省援阿医疗队的光荣历史与成绩给予了很高的评价。胡锦涛同志讲到："阿尔及利亚的医疗队是我们国家向非洲派出最早的，应该说阿尔及利亚医疗队是有着光荣传统的，并受到了阿尔及利亚政府和人民的好评。我也希望同志们继续发扬优良传统作风，兢兢业业地做好我们的工作，为阿尔及利亚人民提供良好的服务，为发展中阿友谊作出更大的贡献。"

作为第三批援阿尔及利亚医疗队成员，得知胡锦涛主席对我省援阿医疗队的高度评价，我也深深感到与有荣焉。

二十四、参加外科值班

　　中国援阿尔及利亚医疗队散布在阿尔及利亚各城镇，由开始的三个点逐渐增加至六七个点，人员少，医疗任务繁重。我们的医疗点位于赫利赞市，是阿尔及利亚埃利赞省的首府，距离首都阿尔及尔 300 多公里，距离西部商业城市奥兰有 100 多公里，处于交通要道，车祸患者多送到这所医院急救。

　　我们队有 14 个人，外科医生仅 2 人，所以工作量大，值夜班频率高，还要上病房、门诊或参加手术。于是我这个口腔医生也被安排参加外科值班，每 3 天 1 个班，值班后第二天不能休息，照样上门诊。我抱着虚心学习的态度参加外科值班，慢慢地掌握了一般的外伤抢救等技术，经常会被半夜叫起来看病。有时还有一些半夜按门铃来就诊的男性患者，一看并没有外伤，问了半天，患者扭扭捏捏说不出原因，只说 fatigue，开始只知道法语意思是疲劳、无力，但这并不是一般急诊的主诉，后来才了解到是性功能不行。听早来的大夫介绍，这里人很重视这项功能，一般半夜来看急诊注射一支丙酸睾丸酮就让其回去了。以后我也有了对付这类患者的经验。

　　2 年多来充当外科医生的经历，使我学到了不少大外科医学知识。对急诊患者的观察及注意事项有了一些了解和认识，也增加了对全身情况处理的经验，到后期基本上可以独立处理外科急诊，特别是对颅脑损伤的处理。这些对我以后担任口腔医院院长积累了一些经验和知识，作为一名口腔内科医生，不至于在外科病人面前讲话太外行。

奥兰街头

二十五、上大城市买猪肉

阿尔及利亚是一个伊斯兰国家，居民只吃牛羊肉。为了照顾吃猪肉的外国人，全国开设了三家猪肉店，分布在阿尔及尔、奥兰等大城市。

我国派到阿尔及利亚的医疗队员基本上都是汉族，所以猪肉是不可或缺的食品。为了满足队员们的需要，医疗队每月要到较近的大城市奥兰去购肉，一次购买可管 1 个月之需。一般由阿方医院派车，两名队员乘车去。

奥兰距赫利赞约 100 公里，是阿尔及利亚第二大城市，它位于地中海边，有地中海明珠之称。市内有圣克鲁斯堡、西班牙总督府、18 世纪的清真寺、瓦赫兰大学等景点。在奥兰湾可以观赏到蔚蓝的大海。从赫利赞去那里的道路为一级公路，路况不错。队员们购肉后，再买上两个新鲜条状面包，加上一只烤鸡，找一片棕榈树林，铺上一块塑料布，一边喝可乐一边吃烤鸡，吹着地中海风，这在异国他乡也另有一番风情。

阿方司机身强力壮，为人和善，视中国人为兄弟。和他在一起可以用法语简单闲聊，有时候他会问一些比较隐私的问题，比如有一次在森林里吃午饭时，司机就问我们，你们一出来就是两年多，又不带夫人，你们怎么过？当时的思潮及社会背景，不允许我们与他深谈。记得当时我们的回答是：我们靠"de la panse Mao"，意即靠毛泽东思想。对方听到后目瞪口呆了半晌，感觉是丈二和尚摸不着脑袋，无法理解我们的回答，好在他也没有再继续深问。

二十六、茶叶专家组事件

1971 年，在阿尔及利亚医疗队援外中遇到的一件事，让我终生难忘。

外经贸部派来一个茶业专家组，帮助当地人生产茶叶。当时的涉外纪律，国家对涉外人员有严格的管理制度，如援外人员外出必须是二人同行，即当一个人因故需要外出时，必须至少二人同行，一男一女不行，两女不行，女生外出必须结伴且有一男陪同，如二女一男可以。时任茶叶专家组的翻译是刚毕业不久的学语言的大学生，他新婚不久，在外生活也很寂寞，所以经常去法国人家中聊天玩耍，当然出行基本上是他独自一人，时间长了引起领导不满。某天，由专家组组织了一次内部批判会，对他这种我行我素的行为表示不满并进行了批评。

会后，该小伙非常不满意对他的批判。晚间，想来想去睡不着，突生邪念，悄悄起床将队里管钱的会计一锤打晕，然后携款逃跑。据说他拿到这笔钱后曾经走了几所大使馆，包括法国、前苏联使馆，但别人问清他的来历和背景后，没有一家愿意收留他。结果他就流落田间，挖田里的植物充饥，最后晕倒在地里，被当地农民送到阿方政府部门。

估计经过详细盘问，阿方将其送回中国驻阿使馆。1971年4月某日，我们刚从国内下飞机到达阿尔及尔，住在阿尔及尔的一所卫生学校，去使馆报到时，忽见一辆警车开进使馆，车门打开，荷枪警察下车后又下来一位中国青年人，只见这位青年双膝发软几乎是立即跪在地上，估计送他来时来没告诉他真实的地方，所以一看是中国使馆，大出其所料，吓跪在地。

那时他的这种行为绝对是被恐吓所致，对他采取了保护措施，并安排了几名同事轮番看管，最终决定送他回国。

当时阿尔及尔到北京没有直达飞机，送他回国要经过法国。由于他此前对法国朋友造了不少舆论，因此途经巴黎时引起很多麻烦，甚至高层外交官还出面周旋，真是几经周折，往返数次，才终于顺利乘机回国了。

二十七、援阿归来

从阿尔及利亚归国之后，我的眼界有所开阔，视野扩大，很希望今后有机会能到发达国家去看看，学习他们的先进经验。考虑到发达国家的优秀论文都是用英文发表，学术交流主要也是用英语，因此回国后便开始自学英语。

1974 年回国后，学校开始招收工农兵学员，于是就有了教师备课上课的需要。此时，科学教育处于停滞状态，与发达国家的差距较大。一个生动的例子是，我去加拿大前的 1978 年，参加国内一位著名教授主持的科研成果鉴定会，主要是鉴定他们从龋齿中分离的一种致病菌——变异链球菌，而在我出国后学习加拿大多伦多大学的学生课程，学生的实验课就是分离这种细菌。相比之下，一个是科研成果，一个是学生的实习内容，显然这个差距十分巨大。所以，有必要学好英语，这是一门工具，有了它就可以了解更多新的科研成果。这样虽然起步太晚，但是从我国当时脱离国际主流很远的情况下，学习英语也是值得的。尽管几年时间学不了很精，但也足以应付一般工作，更重要的是为我日后去发达国家学习和工作打下了良好基础。

二十八、考试过关

　　1978 年被认为是中国改革开放的元年，这一年党的十一届三中全会做出了实行改革开放的重大决策，中国开始了一个民族复兴的伟大历史转折。这一年的年初，还有一个轰动性的事件，作家徐迟的长篇报告文学《哥德巴赫猜想》传遍全国。一个重病缠身、饱受摧残的数学家陈景润，在极度艰难的条件下，攻克了一个世界性的数学难题，报告文学的主人公立刻成为家喻户晓的英雄人物。对这个感人的知识分子形象的广泛宣传，让中国人开始清醒过来，陈景润也成为改革开放之初，鼓舞中国人迈步新长征的精神动力，很多年轻人从此走上了追求现代科学文化知识的道路。有人说，在那个作为历史转折点的特别年代里，陈景润对国家和民族的贡献，已远远超出了他的纯数学领域，他影响了一个时代。

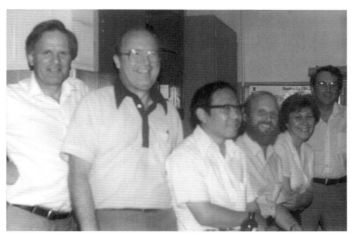

在导师实验室（1983 年）
左 1 为时任牙学院院长 Cate 教授
左 2 为导师 Sandhcm 教授

那年某日，我突然接到领导通知，中国将选派一批科技人员到发达国家学习，这真是千载难逢的好机会，在前几年是不敢想象的。躬逢祖国盛世的我，得到了走向发达世界开拓眼界，学习先进科学知识报效祖国的一个良机。

出国外语考试只有 3 天的准备时间，从我学外语经历看，学得不少，但不精。初中至高中学俄语，当时可以写简单信件，讲几句简单的话，之后大学还继续学了两年，但大学毕业后基本上就丢掉了，特别是 20 世纪 60 年代后期，没有人再继续学外语。

1971 年我参加过援阿尔及利亚医疗队，北非是前法国殖民地，当地上过学的居民都能讲法语，所以在阿尔及利亚利用工作之余学法语是我的爱好，这为我此后的事业打下了基础。回国后用法语的机会很少，到了 20 世纪 70 年代后期，开始有人关心业务了，懂外语的人看到一些国外资料，感受我们跟国际先进水平差距很大，越来越远，若不学习只会越来越落后。因此我又开始自学一年英语，出发点是能阅读外文文献就可以。突然要考外语，让我很着急，考哪一门？

最后考虑到除笔试外还要考口试，比较起来法语还能讲一下，因此选择了法语考试。

我自己也没有想到考试结果出来后，诺大一个湖北医学院仅我一人过关，横向对比省内其他院校，有些名校竟然一个也没有，武汉话叫"剃光头"，这样说来我真为湖北医学院争了光。所以，功夫不负有心人，一分耕耘，一分收获。正如中国一句老话，机会从来都是给有准备的人。如果不是我在阿尔及利亚时，充分利用业余时间学习法语，每天晚上同事们打牌聊天时，我一个人独坐在小食堂里听法语对话录音，若不是那样，怎么会有我的今天！

二十九、东京机场

　　作为改革开放后第一批出国留学人员，我的心情是非常激动的。1981年元月，我们一行 20 余人从北京出发，经东京转机飞加拿大。那时国家经济十分困难，出国时每人仅发 3 美元，由领队统一掌握。当时没有直达航线，也许是为了省钱，所以我们要转机飞行。在东京转机需等待 4 个小时，我们坐在成田机场的候机楼内，既渴又饿，当有人问我们是否需要喝点饮料，大家都摇头说不渴。实际上每个人的嗓子都渴得冒烟，只是怕花掉那可怜的外币。不知是谁突然发现饮料是不收费的，这下大家都站起来去取饮料。这就是当时出国人员的窘状。

　　这时有一些华人同胞模样的人经过，其中有一人问我是否是从中国过来的，我反问他你怎么知道，他说一看你们的西服就知道了。由红都服装厂制作的西服与流行时尚相差甚远——衣袖宽大，衣服不贴身，袖子特别长等几大特点，一看就知道与世界主流社会服饰差距很大。

　　在东京成田机场休息 4 小时后直飞温哥华，进海关后转机再飞渥太华，到达后先将我们送至中国大使馆休息。汽车到达使馆后我们第一次看到用遥控开关打开车库门，感到很新奇，车门居然还能遥控。

　　加拿大在我的脑海中，以前从来都是一个遥远的国度。我在华西学习时，有几位教授是从加拿大多伦多大学留学归国的，其中一位教授是口腔修复学的权威，据说蒋介石的全口托牙就是他亲手制作的。而华西口腔的创始人林则博士，就是加拿大魁北克省人，多伦多大学牙科学学士。不可想象怎么转眼间我们也就轻松地到了这里。这一切似乎是做梦一般。

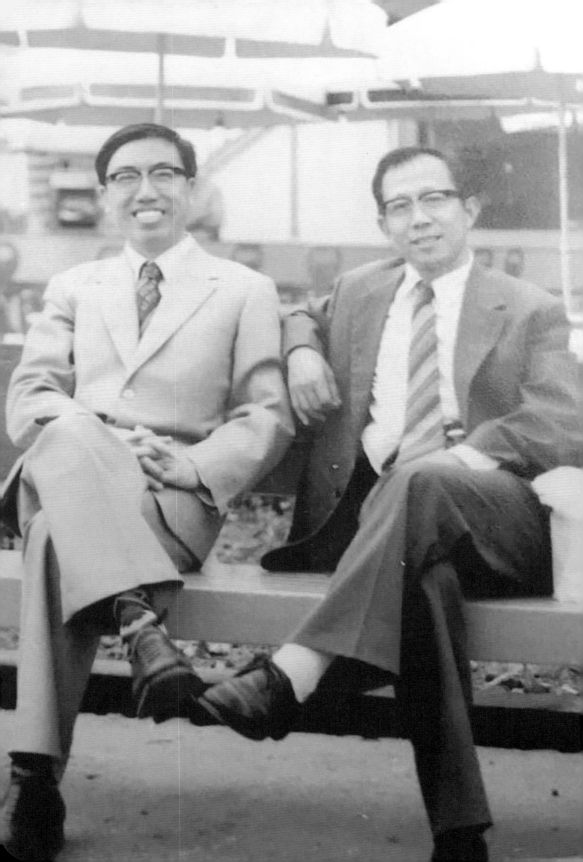

三十、在蒙特利尔结识未来的部长

作为我国 1976 年后首批派至西方发达国家的留学人员，联系顺利的学员 1979 年就出去了。由于法语区联系缓慢，我是 1981 年元月才出去的。加拿大有一个讲法语的魁北克省，讲英法双语的城市蒙特利尔，所以教育部选择了一些学过法语，又学过一点英语的老师到加拿大蒙特利尔大学做访问学者。

我从渥太华到蒙特利尔已近下午 6:00，再到达蒙特利尔大学将近 7:00，先期到达的留学生把我送到一栋学生宿舍楼暂住。据说有一间较大的房间已经住了一位留学生，但还空了一张床，让我在此暂住。进房后遇见早我一天到达的吕先生，他来自长春第一汽车制造厂，是一位技术人员，大概是工程师级别，来蒙特利尔大学工学院研修。我安顿行李后，已是晚餐时分，他陪我去食堂打饭，此时食堂已下班，于是吕先生带我去超市。由于天太黑，加之他也才来一天，路又生疏，越走越感觉像是郊外，不时传来几声狗吠，我们怕走得越远越错，只好打道回府。正好他还留有几片面包和大半瓶可乐，两人一起勉强充饥，在半饥饿状态中度过了蒙特利尔的第一个晚上。

次日，我和吕先生一起去找住房，吕先生学的是英语，于是我们分工，房主有讲英语的，由他出面，讲法语的，由我交涉。找了一大圈没找到合适的房子，不是大了就是小了，有些房东怕中国人做饭的油烟，根本不愿意租给我们。我俩带着疲倦和心灰意冷的心情慢慢走近蒙特利尔大学，突然发现大学正对门一套宿舍有招租信息，进去一看，两个房间，一厨一卫，大小约 70 平米，一问价钱也基本合适，当即拍板合租。吕先生名福源，我们真是有福有缘!

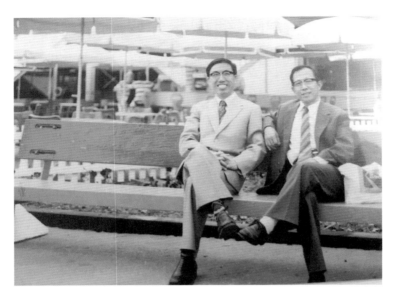

与吕福源部长在加拿大

此时的北美已相当富裕，周末出去，会见到许多被丢弃的沙发、家具，偶然可见到电视机、电唱机等。果然，周末吕福源出去转了一圈，就捡回了一台 20 寸的电视机，一接插头，可以正常使用。

1981 年到加拿大留学人员每月 375 加币，应该说基本上能保证生活，我和吕先生每人拿出 50 加币作为公积金，周末一起开伙。平时分别学习工作，各管各的。我们在同一屋檐下生活了 1 年，和谐共处，友谊深厚。1 年后由于我感觉英语区学术水平较高，因此决定转到多伦多大学，就与吕福源先生分道，但与他仍保持书信电话联系。此后他曾到多伦多休假数日，我全程招待陪同。

2 年后，吕福源按时回国，而我由于担任留学生联谊会主席，使馆多留我半年，因此 1984 年 7 月才回国。吕先生回国后官运亨通，由车间主任升任汽车厂总经济师，再到中国汽车工业公司作总经理、机械工业部副部长。

吕福源先生具有非常杰出的专业才华，他在中国汽车行业内留下了不少有传奇色彩的故事，其中最著名的一个，是他代表一汽对德国大众在美国威斯摩兰工厂设备的引进。

　　20世纪80年代末，中国一汽决定买下德国大众位于美国宾夕法尼亚州威斯摩兰一座工厂的全部设备，如果能成功，一汽就能拥有一座年产30万辆轿车的工厂，在国内同行业的竞争中赢得先机。为了保密，一汽派出了吕福源和一位副总工程师，仅两个人的微型代表团。谈判进行了3周之后，双方在2500万美元这个关口上卡住了，谈判无法进行下去，因为吕福源手上只有国家给的2000万美元外汇额度。德国人决定送客，机票也买好了。在第二天的告别宴上，吕福源听德国大众的几个人在用英语闲聊时提起：由于奥迪新车型的开发没有跟上，他们很担心当年德国大众会因为达不到保本点而裁员。吕福源立即抓住这个信息，对他们说："我们可不可以互相解决一点困难，在未来几年，我作为最大的用户买你的车（福源恰巧知道当时国家计划委员会有大规模购车计划），使你的车超过保本点，但是你要把那个工厂完全免费给我。"对方一听非常高兴，立刻说："那你们先别走，退掉票，我们要向董事会报告。"真是山重水复疑无路，柳暗花明又一村！在又一轮激烈的谈判后，终于成功签约。签完合同后，他又马不停蹄地飞往美国，把一汽在美国的进修生紧急调到威斯摩兰，守住了工厂的大门。把美国人看得目瞪口呆：这个工厂这么简单就变成中国人的了？！

　　后来，一汽又将吕福源赢得的这座"免费"工厂的设备作价2500万美元，作为实物出资，投入到了一汽大众合资企业的资本金中。节省下来的2000万美元原本用来购厂的巨资，则用来武装了几个分厂，使它们全都变成了汽车行业里一流的零部件厂。吕福源引进的这些生产线上生产出来的捷达等轿车，使一汽在国内轿车生产的竞争中拔得了头筹，至今其自动化程度仍居我国同类设备的前列。

　　我回国后见过福源两次，他虽然官至部级，但对老朋友仍然热情。有一次我到北京出差，他时任中国汽车工业公司总经理，我打电话给他的秘

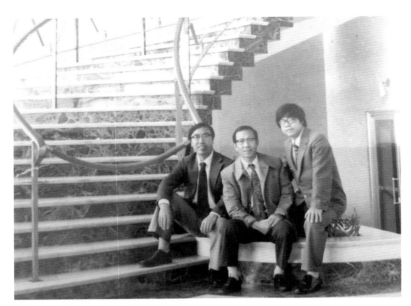

与吕福源、樊明武合影
左起依次为吕福源、笔者、樊明武

书，告知我将到北京出差，请他接站。秘书一听深感意外，谁有这么大架子，要吕总接站？！我对秘书说你告诉他，他看着办就行。果然，当我走出北京站时，只见他穿着一件呢大衣，气场很大的样子站在接站口，此刻我真的很受感动。他和他的司机一直把我送到开会地点中苑宾馆，直到把我安顿好才离开。

他很快升任机械工业部副部长，不久后朱镕基总理上任，实行机构改革，机械工业部被撤销。听到这个消息我给他打电话开玩笑，祝贺他下岗待业。他当时笑道："我不仅没下岗，而且还要来管你们了。"这才知道福源即将调任教育部副部长，正好负责高校。

武大与湖北医科大学合并后，我担任医学院院长，为公事我找过他两次，问题均顺利解决。

福源调任教育部副部长后，特别重视信息技术和生命科学的发展，要求在北京大学、清华大学等多所大学办软件学院。后来，在示范性软件学院的基础上，又建立了多个国家生命科学与技术人才培养基地。对于促进我国软件产业、生命科学与技术的发展，探索新的人才培养模式起到了积极的作用。武汉大学生科院就是借此东风，建立起国家生命科学与技术人才培养基地的。

　　那时他的官运还没有停止，新一届政府中他荣升为商务部部长，会经常在电视中看到他陪同江泽民总书记出访。他担任商务部部长后，我曾经见过他一次，记得是在东湖宾馆。他曾讲过一个观点，说现在与过去最大的不同是，老百姓都希望富裕起来，这样就形成了一股很强的创造力，给社会增加了财富，并邀请我到商务部看看。很遗憾不久后他就生病住院了，住在301医院。我和一位同事专门去看过他，当时他精神很好，住单间病房，还在那里看文件，并说还有1个月就可出院上班了。他告诉我：在陪江总书记到南美出席坎昆会议，参加世界贸易组织新一轮贸易谈判之前不久，他就已初步查出罹患癌症，医生建议他立刻手术，但福源没有同意。他认为自己在谈判中的责任别人无法代替，他已经为此准备了5个多月了。于是他说服医生，放弃治疗机会踏上了征程。在坎昆的短短数日中，福源参加了近30场的多双边会议和磋商，为推动贸易谈判、维护中国和广大发展中国家成员的合法权益奔走努力，经常彻夜不眠。回来时就病倒了，在上海确诊为胆管癌，并由著名肝胆外科专家吴孟超教授亲自开刀。但不久后仍然复发，此时已回天乏术，不久后便去世了。福源去世时才50多岁，当属英年早逝，我也十分悲痛。至今他的音容笑貌，以及和他在国外1年多的相处时光，仍历历在目。

三十一、实验室时光

口腔系毕业后，我一直从事临床工作，基本上没有做什么学术研究，而到加拿大后则是在实验室从事基础研究。出国前申报的研究项目是口腔黏膜病，所以刚到蒙特利尔时主要进行食管癌的组织病理学研究，发现了吸烟与食管癌的关系。长期吸烟后，大鼠的食管黏膜会发生病理变化，出现不典型增生，细胞结构、形态均发生改变，为此在国外杂志上发表了第一篇论文。

第二年考虑到我将来回国后从事的专业是龋病学研究，技术路线是使致龋菌发生突变，使具有致病性的细菌转变为无害的长驻菌。在保持口腔内生态平衡的前提下预防龋病发生，又称为龋病的细菌替代疗法，就是寻找到或通过基因工程手段，构建一种在牙面黏附性高、竞争性强、产酸性弱的细菌菌株，其应与主要致龋菌——变异链球菌具有相似的生物学特性，基本不会改变牙菌斑生物膜的生态平衡，在一个合适的时期（牙齿刚刚萌出的数个月内的窗口期，或是通过抗生素协同机械等方法清除口腔内已有牙石、菌斑以及相关细菌后）植入口腔进行替代治疗，以达到预防龋病的目的。当时这是一项创新性研究。

由于我们在国内没有进行过基础研究训练，所以一切都需从头开始。从语言到实验研究，从细菌培养、诱导突变，到动物接种，一切从头学起。由于强烈的求知欲望，而且我们又是第一批出国留学人员，肩负重任，所以动力十分强烈，学习劲头十足。在仅仅 1 年的时间里基本完成了这项研究。在国外杂志上发表了一篇综述性文章，另还写了一篇论文。由于只是阶段性成果，因此回国后在《中华口腔医学杂志》上发表。

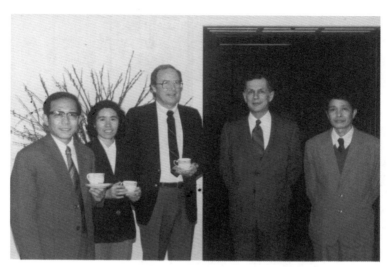

与导师和前华西大学教授（右2）在一起

在国外做研究期间，全靠自己动手，所以一切技术性工作全部要学会，从抓大鼠开始，一件一件地学习，时间虽然不长，但收获很大。不仅学习到专业知识，同时还开阔了眼界，看到了发达国家的口腔医学发展水平，还学到了实验室的管理。认识了一些新设备、新技术，了解了科学研究的发展趋势，为我此后的医院管理打下了良好基础。

2年在加拿大的研究，从国外教授那里学习到了许多新知识，也看到了他们的敬业精神。周末的时候，由于实验需要会经常去加班。蒙特利尔的冬天很冷，记得有一天，大雪纷飞，天寒地冻，当我很早来到实验室时，就看到我的合作导师已经在显微镜前埋头工作了。由此我想到每个有成就的人，都不是一帆风顺的，是他们不断追寻、刻苦努力而得来的。

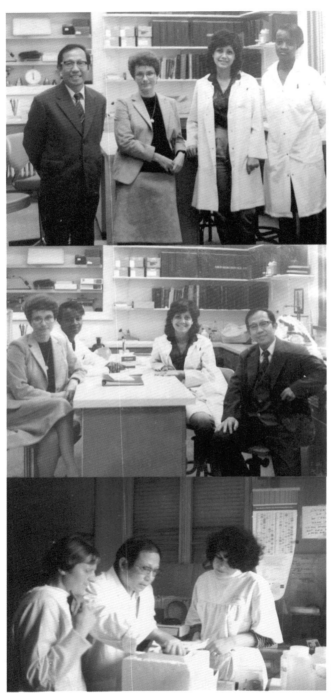

加拿大蒙特利尔
大学实验室

三十二、留学生联谊会

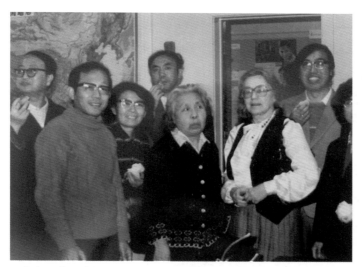

蒙大文学院副院长、东亚中心主任、丁玲及部分中国访问学者在
招待会上合影

　　到达蒙特利尔后，知道留学生有一个联谊会，主要负责留学生管理和
互相照顾生活需求。当时在蒙特利尔的中国留学生不多，因此仅仅是一个
留学生小组，有一名组长与使馆教育处联系。几个月后这位小组长回国，
由我接任。担任小组长并没有太多工作，只是起到沟通传达的作用，比如
周末与同学们的聚会、国内来访客人的接待等工作。作家丁玲、陈明夫妇
访问加拿大，到蒙特利尔时，就由我们接待，当时的座谈会在蒙特利尔大
学东亚中心举行，还有当时国内的一些名人来给学生讲课，也由我们安排。

第二年我转到了多伦多大学从事研究工作，由于我在蒙特利尔担任过留学生工作，因此到多伦多后，使馆教育处安排我担任中国留学生联谊会主席。多伦多是加拿大第一大城市，中国留学生也多，因此事情也较多。每逢节日，我们会举行一些活动，这里的留学生多，出现的问题也多，那时不像现在来去自由。当时国家在很困难的情况下送这么多人出来学习，希望大家学成之后能为国家建设作贡献，但是当时就有了留学生不辞而别的现象，我们就要配合使馆教育处做学生工作。这类工作有时有效，有时无效。这些不辞而别的学生造成的社会影响很大。加拿大最具影响力的报纸《环球邮报》，就曾多次报道过中国留学生出走事件。现在来去自由，这已不算什么大事，但在当时这可是大逆不道的事情，甚至上升到"逆国"的高度。

　　由于当时形势复杂，台湾策反活动也不少，所以使馆让我延迟半年回国，帮助做一些留学生工作。随着我国政策逐渐开放，出国留学生不断增多，他们可以自己选择道路。包括已经定居国外的人，看到国内形势大好，科学工作者大有可为，因此回国效力的人也越来越多，这已经不是一个问题。

三十三、第一次到美国

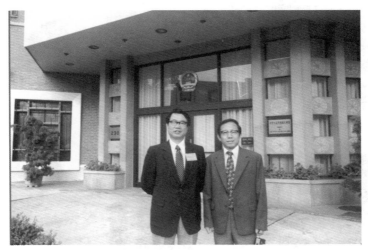

中国驻美大使馆（华盛顿）

　　1982 年，我正在加拿大多伦多大学作访问学者，按当时想法，好不容易到了发达国家，而且就在美国旁边，今后是否会有机会再次出来很难说，因此想到美国去参观一下，也不负千里迢迢来到北美。

　　当时的穷学生有穷办法，打听到美国有一种交通工具叫 gray hound 即灰狗长途汽车，该公司交通线路遍布北美各个城市。可以买周票，就是说在一周之内只要你精力充沛，可以无限乘坐这个公司的长途巴士。于是在导师的介绍下，制订了一个完整的访问计划，乘坐灰狗从多伦多出发，接着访问了波士顿、罗彻斯特、华盛顿、纽约，再经蒙特利尔回到多伦多。我们有时夜行，但多半是在白天乘车，晚上找便宜的旅馆休息。在罗彻斯特大学见到了牙学院院长，在华盛顿参观了美国国立卫生研究院（NIH），在波士顿看了哈佛大学和弗赛研究所，这都是口腔界在全世界的顶级机构。参观不仅开阔了眼界，也见识了一些大家，包括时任美国国立牙科研究院

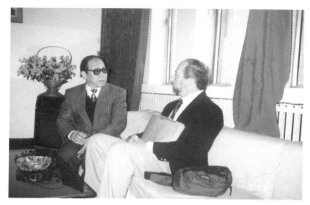

与美国 Caufield 教授

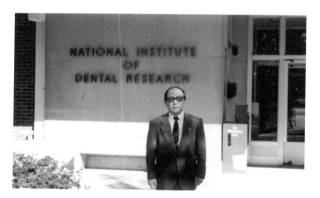

美国国立牙科研究院

（NIDR）的领导，罗彻斯特大学牙学院院长鲍曼，弗赛研究所的海曼教授等人。虽然英语不太熟练，但基本上能听懂对方意思，也可能并不十分正确但却能基本表达我的想法。一个人访问美国在以前是不可想象的事，特别是语言障碍。

　　我们在高中时主要学俄语，至今已忘得差不多了。后来自学了一点英语，应该说是哑巴英语，可看书不能开口，然后又学习了一些法语，可以看书和日常交流，所以语言虽然学习不少，但没有一把利斧，不过在不同场合也派上了用场。

三十四、博士点

　　1990年，一个世界银行贷款项目给当时的湖北省属院校，通过专家考察，确定给湖北医学院180万美元，其中包括人才培养经费。湖北医学院领导研究决定，给口腔医院60万美元，另有5人的出国培训计划。

　　世界银行贷款是指由世界银行，主要是国际复兴开发银行和国际开发协会，提供给发展中国家的政府和由政府担保的机构的优惠贷款。简单来说，世界银行贷款项目就是世界银行给各个不发达国家提供优惠政策，给予贷款建设的项目，一般主要是民生、农业、教育及扶贫等项目。1980年，中华人民共和国恢复在世界银行的合法地位和权益后，世界银行与中国政府将"大学发展项目"选定为中国政府第一个世界银行贷款项目。这些项目的陆续执行，使得1976年之后我国高校严重落后于世界水平的科研教学状况，得到了较明显的改善。

　　口腔医院有了这60万美元投资计划后，大家群情振奋，这相当于给医院输了一次血。当时省属院校的财政相当困难，要在省里拿10万元都不容易。怎么用好这笔钱颇费一番脑筋，经反复推敲，我们认为湖北医学院口腔医院无论在医疗、教学或科研方面与先进院校均有较大差距，而最大的差距应该在科研方面，因此决定将这笔钱来建设一个现代化的实验室，这样我们就有了培养研究生的基地。此后我们由一般普通院校建设成为全国五大口腔医学院校之一就全仰仗这笔费用。这次建立的中心实验室为今后的发展和崛起打下了良好基础。

　　由于中心实验室的建立，年轻学子们利用这些条件努力工作，产生出一批高质量的论文。当时文章主要发表在国内核心期刊《中华口腔医学杂志》上。

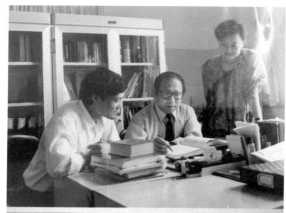

与博士生在一起

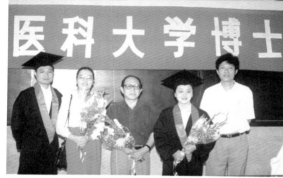

首届博士生毕业

　　1990 年开始申报博士点，由于实验室条件改善，成果丰硕，所以能一举成功，成为湖北医学院首次获得的两个博士点之一。另一个博士点是泌尿外科专业。

　　博士点的获得如虎添翼，招收的学生质量不断提升，科研水平逐步提高，从 2001 年开始，我们更加关注国际学术期刊。由于当时的大医院还没有充分看到这一趋势，因此，我们医院在此后连续 3 年进入中国医学界国际论文排名进入前 20 名，因为这是所有医院的排名，包括体量规模远远超过我们这样专科医院的知名大型综合医院，所以这个前 20 名其实是非常不容易的。此后，我国进一步贯彻改革开放政策，国际交流频繁，大医院人才多，体量大，经费足的优势逐渐显现。近年来虽然武大口腔在全国医院 SCI 排行榜头 20 名之外，与国际口腔界相比，我们发表的 SCI 论文数仍然名列发达国家牙学院的中上水平。

三十五、浪漫之都——巴黎

　　喜欢旅游的人常说"没有到过巴黎就等于没到过欧洲"，因为巴黎是一个浪漫之都。初到巴黎时并不觉得特殊，房屋建筑不宏伟，一般均为四、五层的楼房，但是居住时间长了，会就感到这个城市的可爱，其文化底蕴之深是一般城市可望而不可即的。

　　现在看到的巴黎城市风貌，基本上是一百多年前，拿破仑三世时期，一位叫奥斯曼的男爵对巴黎进行城市改造后形成的。因此，建成于那个时期的巴黎房屋，都叫做奥斯曼式建筑。这种建筑总是带有典型巴黎式阳台，紧紧相邻，面朝大街，它们高度相同，并且外墙在同一垂直面上，形成整齐如刀切的一条条辐射状大街。墙身由切割整齐的石头砌成，建筑最高也不超过七层。这些象牙色的房屋历经百余年历史风烟熏染，却依然精致如昨，让人联想到一个词，绝代名媛。这位奥斯曼男爵设计实施的巴黎城市规划历经百年仍属世界一流，其超卓的远见，不得不令后人佩服。

　　如果将巴黎城市建筑比喻成美人的肌肤，那么蕴含在其中的人文艺术内涵，就是她的灵魂气质了。拿着巴黎地图查一下，随时可找到六十余家博物馆，除了卢浮宫、凡尔赛宫外，比如罗丹博物馆、毕加索博物馆、奥赛博物馆、蓬皮杜艺术中心都很值得参观。再看巴尔扎克、毕加索、雨果故居，也会感受良多，花十来天时间也只能走马观花看个皮毛。单单是一个卢浮宫，就让你叹为观止了。那里面有法国几百年来的艺术收藏，从古埃及、希腊、罗马的艺术品，到东方各国的艺术品，有从中世纪到现代的雕塑作品，还有数量惊人的王室珍玩以及绘画精品等。馆藏目录上记载的艺术品数量已达 40 多万件，如果你从一生下来就开始观赏卢浮宫藏品，每天只欣赏一件的话，你必须要活 1100 岁以上。

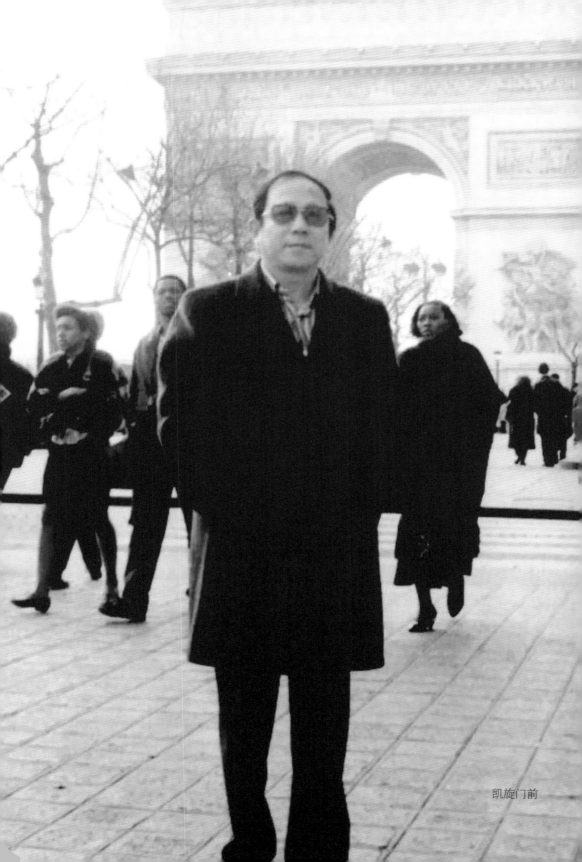

凯旋门前

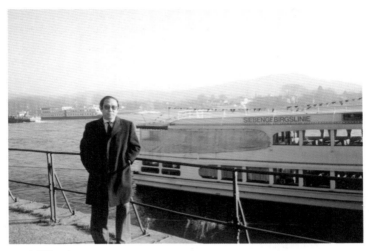

塞纳河畔

一个拍摄过卢浮宫的导演，讲出了我当时置身于那个巨大艺术空间里的感受："在夜晚的卢浮宫里，就好像是在一个漆黑的山洞里，打着火把四处一照，猛然发现周围全是千年流传下来的珍宝。仅一间展室就拥有如此之多的世界艺术珍品，令观者感到无比渺小。"

巴黎周边有无尽的森林和公园，天气晴好时在郊外散步，令人心旷神怡。

初看巴黎并无特殊感觉，当你闲暇时，漫步于塞纳河边，数不清的博物馆，深厚底蕴的文化沉淀，会深深打动你。在塞纳河上放舟或乘小轮船，一边小酌一边欣赏岸上风光，甚是惬意。特别是在黄昏时分，河面荡舟经过西黛岛，与巴黎圣母院擦身而过，然后回望岛上渐渐远去的圣母院沐浴在如血的落日余晖中，那一种感受令我难以形容。

当你漫步在枫丹白露、协和广场、杜伊勒里公园时则又是一番景象。看不完的凡尔赛宫，无穷无尽的壁画、屋顶油画，不禁让人脑海中浮现出18、19世纪的宫廷聚会，贵妇和达官贵人乘坐马车来到当时乡下的这些豪华宫殿，在灯火辉煌的宫廷中翩翩起舞的画面。这些博物馆讲述了一些永远不会结束的故事，大仲马、司汤达笔下的贵族与王公们的生活也好像重现在眼前。

我有一个对于所有法语人群的总体感受和印象，那就是他们可能是世界上文化艺术品位最高的人群。就连我曾经学习生活过1年的加拿大名城蒙特利尔，因为是一座法语城市，所以她在北美的所有大城市当中，以最具浪漫风情的大都市而闻名。从城市建筑和市容的艺术气质，到居民生活品位的风雅，都依稀有法兰西之风，难怪人们称蒙特利尔为"北美的巴黎"。

法国人的优雅品味，源于他们对自己文化与历史的珍视，也正是因为这一点，才让这个高傲的民族对有着古老文明的中国始终保持一份敬意。戴高乐时代的一位文化部长曾经说过："中国人是东方的法国人。"但回想起我们在20世纪，对本国文化遗产的不尊重甚至大规模毁坏，未免有汗颜之感。但愿我们中国人不再有类似的狂热之举。

三十六、兄弟

　　写我的个人生平历史，永远绕不开的话题是我的兄弟。我们有姐弟三人，姐姐很早就寄养在舅父家中。由于当时卫生条件很差，我上面的几个兄弟很早就夭折，因此，我与姐姐相差10岁，与唯一的弟弟明武相差3岁，这样我们兄弟两个上学时不断有交叉，我在益勤小学读低年级时，明武也来读幼儿班，我们常常在同一所学校学习，然后又暂时分开，3年后又在另一所学校相聚。所以，我们兄弟俩是学习与生活上的长年伙伴。两人白天一同上下课，晚上共同温书。明武曾经有次突发眼疾，双眼几乎看不见，我就每天牵着他上下学，使他没有缺席一堂课。

　　应该说我和弟弟从小学到高中的学习成绩都只能算中等，如果我属于中等的中等，那么弟弟明武则可算中上，因此在高考时我只考上了地方院校湖北医学院，他却考入重点院校华中工学院。

　　我们学习潜力的爆发，基本上是在大学，越是往后，学习能力越强，应该说在大学后期我们都变成了优等生。

　　大学毕业之后，他被分配到中国原子能科学研究院工作，当时担任院长的是大科学家钱三强先生。

　　明武刚开始被单位安排去做换灯泡这样的打杂工作，当时，作为天之骄子大学生的明武，心中十分失落。但他静下来心想想，自己除了换灯泡还会做别的吗？与其换得不开心，还不如高高兴兴地去工作。说服自己后，樊明武开始认真地对待自己的第一份工作。每次换灯泡时他都会带上一块抹布，将灯座灯泡擦得干干净净。渐渐地，所里的领导与同事都觉得这个小伙子办事很认真，于是开始安排他去做铺电线这类稍微复杂点的工作。铺电线虽然不难，明武却铺得非常仔细、整齐。此后他又被安排去做电缆头、设计配电盘，直至一步步真正走上了科研的道路。

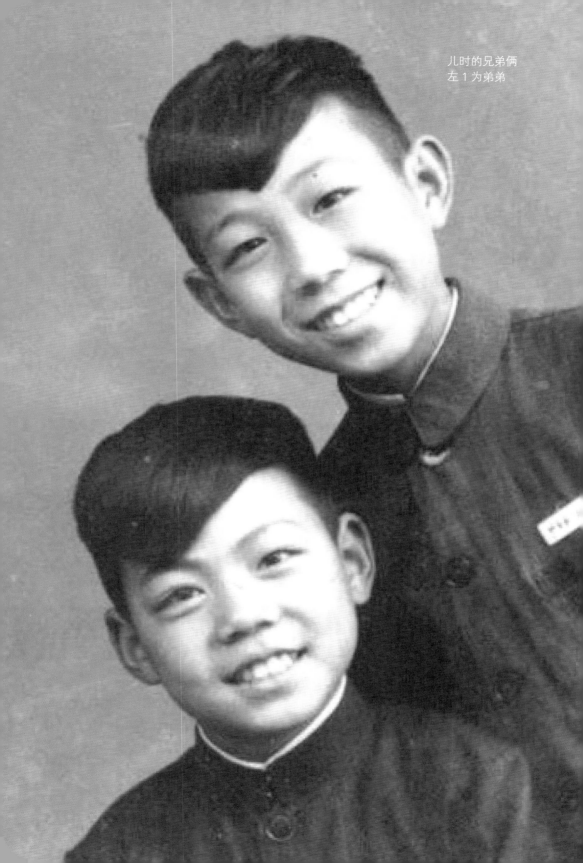

儿时的兄弟俩
左 1 为弟弟

20 世纪 60—70 年代，明武清醒地认识到，尽快提高自己的专业能力才是当务之急，他经常去图书馆翻阅专业书籍。但一翻阅所里为数不多的几本专业书籍，却让他犯了愁，因为它们全是英文版。明武从中学到大学一直学习俄文，从未接触过英文，好学上进的他决定开始自学英文。但苦于当时根本找不到任何英文教材，明武就设法买来一套全英文版的《毛泽东选集》，这一套由钱钟书、金岳霖等中国一流学者翻译而成的英文版著作，让明武如获至宝，受益匪浅。他逐字逐句地用英文字典翻译，加上与中文版的《毛泽东选集》对照阅读。当时他也不会念英文音标，只能一个字母一个字母地记单词，干活时都没有放松。单位的造反派们发现明武私下自学英文后非常恼火，但由于他学的是英文版《毛泽东选集》，也只能气得干瞪眼，对他无招可用。

1972 年尼克松访华，中美建交后，国内广播开始播送英文节目，但多为政治性的口号。为了确保发音的标准，樊明武经常将广播里的一句口号念念有词地背诵上一整天。那时美国之音开始广播"英语 900 句"，为了收听这个英文教学节目，他急需购买一台短波收音机，明武的太太余调琴拿出攒了好几年的全部积蓄 100 多元钱，让他去买收音机，这让明武非常感动。为了避免被人发现他"收听敌台"，明武只能偷偷躲在被窝里收听短波收音机。就这样坚持着每天清早收听，他终于度过了从哑巴英语到开口说话的艰难过程。

我们两人均受惠于中国的改革开放政策。作为国家政策的受益者，我们双双通过了改革开放后第一批出国留学人员考试，成为 1976 年之后中国派出的第一批出国留学人员。命运总是垂青有准备的人，明武依靠多年来对专业与英文的认真钻研、不懈努力，终于修成正果。他到了英国牛津卢瑟福实验室，我到了加拿大蒙特利尔大学。

留学期间，明武获得了一次赴美国开会的机会，他先辗转到加拿大蒙特利尔与我相聚，在加停留两天后才飞往美国参加学术会议。当时兄弟俩已分别年余之久，能在国外相见很是不易。两天后，我办公室隔壁的一位加拿大教授请吃饭，席间他拿出一张美国报纸给我看一篇长文。我看了一下，这篇文章主要介绍中国高干子弟在国外留学情况，包括邓小平、黄华等领导同志的孩子在国外学习情况。这位教授神秘地问我的家庭背景："你们两兄弟都能出国留学，家庭背景一定特殊，父母亲是干什么的？"我告诉他："我们的父母亲是中国最普通的老百姓，既不是官员也不是富豪，而是一般工作人员，我们能出来得益于自己的努力和勤奋，加上国家改革开放的好机遇。"最后这位外国教授半信半疑地接受了我的解释。

　　1981年，明武回国以后，在国内有关学会和著名教授的支持下，举办了全国电磁场数值计算讲习班，吸引了许多同行。他开始了电磁场有限元方法研究，主持研制出我国早期的电磁场数值计算软件包。由于这些研究成果在国际上造成了较大的影响，1986年，明武收到美国一家加速器研究中心的邀请后，携妻女前往美国工作。他承担了为医院设计超导磁共振断层照相磁体的重任。当时此项目属于世界上最高场强的磁共振装置，以猴脑为实验对象进行研究。在美方不少工作人员怀疑的眼光中，明武顶住压力出色地完成了任务。不久后，明武转入世界顶级的美国布鲁海文国家实验室，研究更尖端的"超导超小型同步辐射"课题。他在电磁场应用领域的成果已达到当时的世界先进水平。

1988 年，明武收到中国原子能科学研究院的来信，希望他能够回国工作。面对国家的召唤，正处于事业发展黄金期的樊明武，毅然回到祖国。回国前夕，一位曾与他进行过激烈学术争论的美国项目老板，写了一封长信，说："磁铁是加速器和相关设备的主要部件，能对不同形状的磁铁设计结果作权威性解释的人不多，而明武是其中之一……我祝贺这样一位出色的科学家返回他的祖国。"问及为何会放弃国外的优厚待遇回国工作时，樊明武说："祖国是生我养我的地方，我有尽己之力为国家服务的义务。"这是明武的心里话，他和我一样，内心都蕴含着对祖国的一片深情。

　　明武从大学刚毕业时的一般工程技术人员，逐步被提拔，直至 20 世纪末他被任命为中国原子能科学研究院院长。作为华中工学院的毕业生，他一无家庭背景，二无清华北大的学历，在强手如林的中国原子能科学研究院担任此等要职，主要靠自己的勤奋和不懈努力，做出的扎实工作和学术成就。

　　他后来从事粒子加速器和电物理设备有关的技术研究。在回旋加速器研制、改进工作中，发展了回旋加速器理论，解决了关键设备技术问题，使我国的粒子加速器达到 20 世纪 90 年代的国际先进水平。该加速器被两院院士投票评选为全国 1996 年十大科技事件之一，这一事件结束了中国不能用加速器批量生产中短寿命放射性同位素的局面，标志着我国回旋加速器的研制能力达到一个新水平。1999 年，明武当选为中国工程院院士。

尽管兄弟明武很不爱做官，也不大会做官，但他曾出任中国原子能科学研究院院长。后来还在离别母校 35 年后，出任了华中科技大学校长和湖北省科协主席。还当选过全国人大代表，正好那一届我当选全国政协委员，兄弟俩在北京两会期间相逢。

　　明武自小就表现出多种才艺，他不仅书法很不错，还画得一手好丹青。我访问日本时，赠送给东道主大学的山水国画，就是我这位院士弟弟的作品。

三十七、我的老姐姐

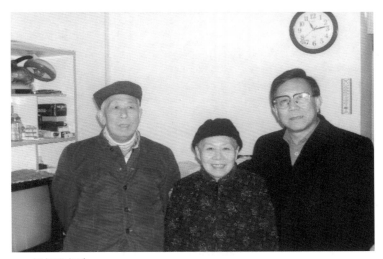

姐姐和姐夫

    1953 年我还在上初中，弟弟明武上小学，此时轰轰烈烈的"三反五反"运动开始了。我们家三姊妹兄弟，当老大的姐姐在汉口舅舅家上高中。1949 年中华人民共和国成立后，她报名参军在中南军政大学集中学习半年，然后随军南下，落户湖南衡阳。开始在衡阳市妇联工作，由于姐姐读过高中，上过大学，有文化、有见识、爱学习。1949 年参军后在湖南转业到地方就业，离休时担任湖南衡阳市服装公司党委书记，她工作出色，20 世纪 50 年代曾因工作出色受到时任轻工业部部长接见。如今已离休，颐养天年。她在衡阳时与南下干部，时任衡阳市花纱布公司经理马财先结婚。姐夫是山东老兵，文化水平不高，但对党无限忠诚，工作方法却比较机械，一丝不苟。姐夫有一个笑话，他在担任衡阳市毛纺厂书记时，夏天防暑降温，给职工发了不少冰棒，当时职工工资不高，大家都很想省一些带回家给家人分享，但被姐夫严词拒绝。一日气温骤降，夏日寒潮，姐夫却宣布每人发十根冰棒可以带回家。他就是这样一个人，原则性强，当领导几十年，都没有在餐馆吃一顿饭，就连我们自己花钱请他，也拒绝参加。他保守、敬业、刻苦、勤俭，至于创新和开拓精神，在当时的背景下他很难、也不太可能有所作为。

年纪大了以后，他离休赋闲在家，房屋狭小，几乎毫无装修，家具破旧，存款不足 10 万。据说同是山东人，也是 1947 年左右参加解放军的战友，一般都是中层干部，多少会有些积蓄，而我姐夫退休时依然是两袖清风，可见他为官的清廉正派。

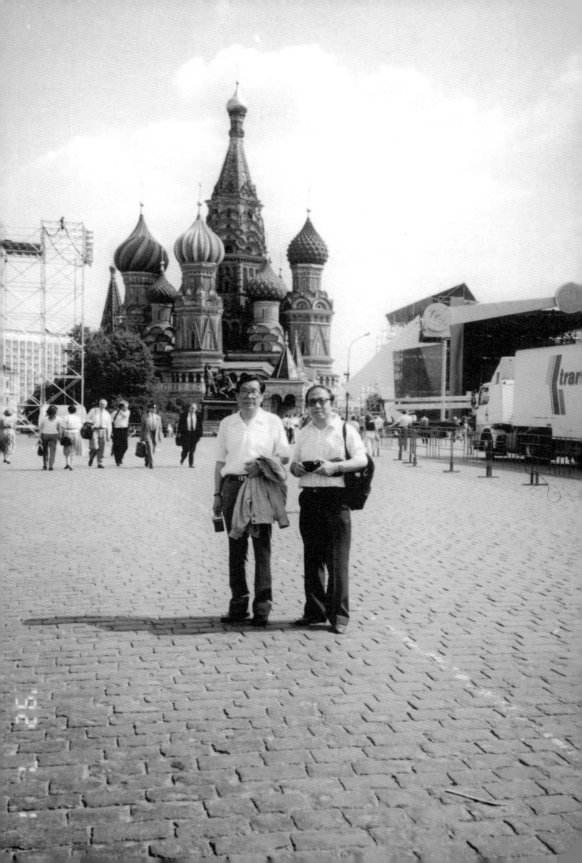

三十八、俄罗斯——1992

1992 年我来到刚刚经历了苏联解体后的俄罗斯，已经是在首次参访 20 年之后。此前两位苏联专家曾经到武汉访问，他们都是颌面外科专家，在此期间我们建立了较深厚的友谊。他们回国后在圣彼得堡举行一次会议，邀请我们参加学术会议并访问。

1992 年 6 月，我们经莫斯科转圣彼得堡。此时的俄罗斯，正处于社会"休克"时期，物质匮乏，经济困难，货币贬值，在莫斯科小住一晚后我们乘火车去圣彼得堡。

实际上从 1949 年中华人民共和国成立时起，我们在学校一直接受的亲苏教育，一切均全盘学习苏联。看了大量苏联电影、小说、展览、文艺表演等，从思想深处接受苏联老大哥的学术和文化。做梦都想去一次苏联，看看"社会主义—共产主义时期"人类的美好生活。那时每年都有 1 ~ 2 名毕业生被推荐为留苏预备生，那是大家非常羡慕的对象，当时同学们都无限向往这样的机会。

由于我们这一代人的苏联情结，所以到达俄罗斯后的感觉比到任何国家都好，无比兴奋。按计划，当晚先乘火车去圣彼得堡，即原来的列宁格勒。火车全部为软卧，虽然并不现代化，但感受良好，舒适干净。晚上与我们同行的俄方专家约我们到他们车厢小酌。此时正值俄罗斯经济困难时期，"休克疗法"产生的后果是物质匮乏，生活艰难。教授拿出他们自带的风干咸肉，其味道绝对不敢恭维，但他们的态度热情，我们也勉强撕下一点干粉直掉的面包，以示礼貌。然后我们也拿出一些自带的风味食品，当然比他们的食品要精致得多，颇受俄罗斯同行欢迎。

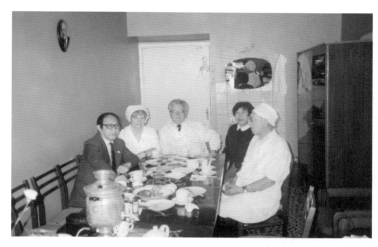

晚餐

　　深夜，此时在俄罗斯北方已近白夜时期，即24小时内没有天黑的时候，不会熄灭的晚霞照亮了辽阔大地的天际线。我半躺在卧铺上，望着风景壮丽的车窗外，思绪万千。想起一些早期苏联电影的场景，《生活的一课》《伊凡从军记》《白夜》《白痴》《静静的顿河》，似乎在做梦。晚上无法入睡，于是干脆起床坐在火车车厢的走廊里，欣赏沿途风景。农家小院，形如别墅，四周的栅栏、草地，与油画中的俄罗斯风景无异。列维坦笔下稀疏的白桦林，近的从窗口一掠而过，远的婀娜挺立在镜子一样泛着天光的湖泊边，像一群身披晚霞的白衣仙子，来到水边顾影自盼。更远处的一片片森林，让我想起希施金画笔下那些挺拔的松树，在无人的荒原旷野上默默生灭，那是另一类生命的家园。

　　这样静坐了数小时也不知疲倦。这就是我青年时期向往的国度！

　　我们入住在圣彼得堡的一家高级宾馆。晚上，扶窗远望街景，涅瓦河边的宾馆古朴典雅，隔窗远望，可见一艘灰色的老式战舰静静地停泊在河

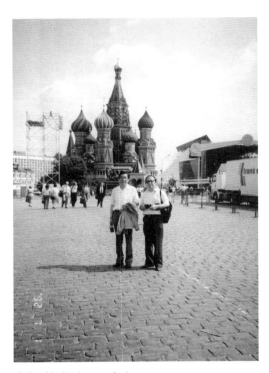

莫斯科红场（1992 年）

边，那是阿芙乐尔巡洋舰，就是我们在书本上多次学习过的、十月革命一声炮响爆发革命的地方！

　　会议的伙食较差，我们也不敢在大宾馆消费，想到街上买点吃的，很遗憾，走了几条街根本买不到什么像样的食品，最后在一家小杂货店买到一包面条和一个鸡肉罐头。幸好我们带来一个电热水杯，我在这个水杯中慢慢煮了一些面条充饥，不过在这种饥饿的状态下也感到满足。虽然市面上物质供应匮乏，但有三件生活物品基本上能得到保证，这就是面包、牛奶和鸡蛋。尽管买这三样东西也要排点小队，但老百姓素质极高，人们拿着报纸边看边排队等候购买，秩序井然，从未见拥挤插队的人，内心不禁对他们的国民素质肃然起敬。

晚上再不想出去觅食了，硬着头皮去宾馆餐厅吃饭，心里没有底，不知会贵到什么程度。餐厅非常豪华，还有歌舞表演。吃完了下来结账，平均每人仅 2.5 美元，这真是大大出乎我们意料，怎么这么便宜？早知如此我就不会上大街去折腾了。

3 天会议结束乘火车返回莫斯科，苏联教授送我们上车，回头看几位教授迟迟没有上车，发现教授们与大门口的服务员在争论什么，就让懂俄语的李教授去问怎么回事。原来是门卫认为我们几个外国人不能享受他们公民的票价。我问他们每人要加多少钱，回答后一算，相当于每人要补缴五十美分的票钱。我们内心不禁好笑，如此便宜还争论什么，给钱不就行了。这是多年来首次产生了一种"有钱人"的感觉。原来有钱人的感觉是如此美好！

在莫斯科参观了他们的口腔医学院。当时的情况是，他们学院相对我们也没什么优势，无论是在临床、科研还是教学设施，与我们不相上下。现在如何？无法回答，我们第二次离开莫斯科又有 20 多年了，而这 20 多年中国的进步日新月异，全世界有目共睹，估计我们更先进些。

尽管如此，当时莫斯科的建筑，老百姓的基本生活水平，仍给我们留下了美好印象。大街小巷看不见棚户区，许多古老建筑，熠熠生辉，庄严雄伟。我相信，这个伟大国家的暂时困难很快就会过去。

莫斯科值得去的地方当属新圣母公墓，许多名人均安葬于此，其墓碑完全是一个雕塑艺术博览会。俄罗斯著名的飞机设计师图波列夫，墓碑是一块倒置的三角形黑色岩石，象征一只飞翼，中央是老设计师的头像浮雕，头像右侧是一只鸟的翅膀，左侧是他设计的轰炸机图案。这位功勋卓著的飞机设计师，竟然在斯大林大清洗中以莫须有的间谍罪名入狱，却在监狱中为苏联卫国战争设计出了性能卓越的轰炸机，据说他是斯大林本人后来唯一道歉的大清洗受害者。伟大卫国战争的女游击战士卓娅，她与弟弟为国捐躯后，他们的妈妈写出了回忆录《卓娅和舒拉的故事》，让我们那一代中国人对英雄敬仰不已。她的墓前雕像，好像是表现牺牲的女英雄从德国法西斯绞架上放下来、即将倒向祖国母亲土地的那一瞬间。新圣母公墓还有中国的王明夫妇等名人，均安眠于此。

最有意思的是赫鲁晓夫之墓，其墓碑一半黑一半白，意指他的功过，还是指是非自有后人评说，不得而知。据说，赫鲁晓夫去世后，他的儿子按照他的遗嘱，请求被他自己粗暴侮辱过的一位著名艺术家设计墓碑，以求得这位艺术家的宽恕。晚年的赫鲁晓夫终于想明白了，一个不尊重知识分子的国家领袖，自己最终也将难以得到历史的尊重。赫鲁晓夫请这位曾经当面大骂过的雕塑家为自己设计墓碑的决定，正是他表达悔意，求得与文化知识分子和解的表现，这是他晚年的自省和进步。从新圣母公墓的墓园文化，可以窥见俄罗斯的文明和人们的艺术修养。

从俄罗斯回国后，我写了一篇《俄罗斯印象》的文章，想送报刊发表，主编看过后认为文字还可以，但观点与当时主流基调不符。后来，在看病时遇到一位《长江日报》副主编级别人物，他看后觉得文章不错，可以发表，经他修改后，文字压缩了一半，在长江日报上刊出。刊出后接到了不少赞誉电话，其中最重要的评语是"真实"，让人们看到了一个真实、客观的俄罗斯。

三十九、创刊杂志《口腔医学纵横》到《口腔医学研究》

　　所有有学术底蕴的院校都应该有一本科学刊物。从 1985 年开始，我便筹划办一本医学杂志。20 世纪 90 年代，我们还没有进入全国先进院校行列，依靠自己的力量办一本杂志仍显单薄。于是我们联合了白求恩医科大学（今吉林大学白求恩医学部）、南京市口腔医院（今南京大学医学院附属口腔医院）、佳木斯大学口腔医院等四家院校合办了一本口腔专业杂志，冠名为《口腔医学纵横》，意为"包罗万象"，可发表口腔各学科的论文。杂志出版后，受到各级别口腔医生的欢迎，杂志的组成单位基本上是当时国内四大口腔系之外的口腔院系，大家很高兴有了一本自己的杂志。随之，许多院校纷纷要求加入作为合办单位，后来杂志的合办单位由原来的四家发展到现在的 17 家院校，说明这本杂志有良好的群众基础和生命力。杂志主编由武汉大学口腔医学院担任，其他兄弟单位则作为副主编。编委会由全国各大口腔医学院校各学科专家组成。专家来源于 10 余所合办院、系，分别为吉林大学口腔医学院、南京大学医学院附属口腔医院、中南大学湘雅口腔医院、大连医科大学口腔医学院、福建医科大学口腔医学院、佳木斯大学口腔医学院、温州医科大学口腔医学院、遵义医学院附属口腔医院、兰州大学口腔医学院、大连市口腔医院、徐州医科大学口腔医学院、广州医科大学口腔医学院、哈尔滨医科大学口腔医学院、辽宁医学院附属第二医院、烟台市口腔医院、北京瑞城口腔种植医学研究所、重庆医科大学附属口腔医院、武汉第一口腔医院。

随着口腔医学事业的发展，《口腔医学纵横》的名称已不太适应医教研的发展趋势，因此经过大家讨论，于 2002 年将杂志名称更名为《口腔医学研究》。由于杂志副主编较多，怎样来履行副主编义务成了一个新问题。接着我们出台了轮值副主编的方法，轮流负责杂志的编撰工作。杂志办得很成功，已是科技部中国科技论文统计源期刊，《中文核心期刊要目总览》（2014 年版）核心期刊，中国科学引文数据库（CSCD）核心期刊，美国《化学文摘》、俄罗斯《文摘杂志》收录期刊。当然若要长期保持这份荣誉，还需要继续努力。

四十、第一次出版专著

　　1962 年毕业后，我做了一名普通的临床口腔医生，当时学习和工作热情都很高，什么都想学习，什么都想掌握。几年下来，开始有了定向的思想。那时我觉得口腔内科业务中最像医生的专业是口腔黏膜病，而其他的业务更像是一名"匠人"，因此比较注重口腔黏膜病的学习和研究，为了开拓这一项业务，我在临床上也作了大量的准备。在当时简陋的条件下，我找来一台显微镜，自己看病理切片，这些对临床的准确诊断很有好处。还让医院专门订阅了外国影印版的皮肤科杂志和专著，建立了专门的口腔黏膜病病历，并附有文字和图的说明。由于科室空间拥挤，将一间男厕所改建为黏膜病室。在我的带动下，科室的年轻人纷纷抽时间到这个房间来看病人、看病理切片，并与武汉市诊治皮肤病有特色的综合医院建立了学术联系，一时间我院的黏膜病专业发展很快。有了一些初步积累后，我邀约从事口腔病理专业的汪说之医师，和临床工作很有特色的乐进秋医师组成一个小组，拟编写一本《口腔黏膜病》专著。当时这类参考书非常缺乏，市面上根本没有相关专著。

　　我们利用一个夏天的时间，基本完成了这本专著的主要内容，洋洋洒洒 40 万字。

　　完成写作后最大的困难出现了，在哪里出书？当时条件下，出书者是卖方市场，非常困难，有许多著名专家一生的愿望就是在人民卫生出版社出一本书。我们几经讨论，考虑到我们都太年轻，三人中还没有一位能进入副教授级别，无论是学校还是我们本人都没有名气，因此我们从最偏远省份的出版社开始写信投稿，希望能有运气命中。

于是我选择了青海、贵阳、宁夏等偏远地区的出版社，但均被一一回绝。失望之中，突然鼓起勇气，反正是被拒绝，哪里拒绝不都是一样的，不如投寄人民卫生出版社试一试。信件发出后，在忐忑的心情中等待，突然接到了人民卫生出版社的回函，让我们把稿件寄去一阅。

我们怀着一种喜悦和期盼的心情将书稿寄到北京。当时人民卫生出版社担任口腔专业编辑的是青年编辑姚林琪，也许是我们的文字基础较好，一下就被他看中。他回复的意见是可以考虑出版，但有一系列苛刻的前提条件。因为他手中还有两位著名专家在申请编撰口腔黏膜病学，其中一位是首都医科大学附属北京口腔医院的周大成老教授，他手中有一批黏膜病彩照；另一位是上海第二军医大学的陈约翰老教授，他已写出一份编写提纲。姚林琪编辑以他的智慧设计了一个方案，用我们的文稿作基础分给三家，修订后联合出版。

周大成教授是我国口腔医学界知名的老专家，1946年获得日本医学博士学位，当时是首都医科大学附属北京口腔医院主任医师。陈约翰教授是上海第二军医大学教授，是军队中副军级的专家，他作为参与建立上海长海医院口腔科的创始教授之一，为医疗事业做出了极大的贡献。以陈教授的社会影响，应该是当之无愧的主编，以周教授的大批临床照片为支撑作审阅，我们只能充当编者。虽然条件略显苛刻，但以我们的学识、社会地位和影响力只能如此安排，所以我毫不犹豫地支持这个方案。编写过程非常顺利，在上海第二军医大学定稿后顺利交稿，按时出版，首次印数10 000册，出版后反应不错，很快售罄。此后出版社要求我作修订后再版，但是我当时已调整了专业，由黏膜病转为龋病研究，因此我谢绝了再版要求，后来就没有再从事黏膜病专业。

四十一、出任院长

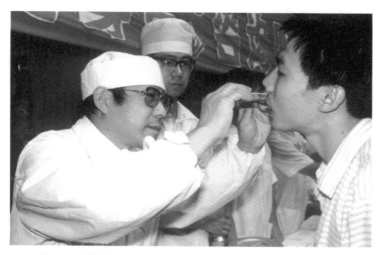

9.20 爱牙日义诊活动

1983 年 7 月我从加拿大做完两年半研究后回国，当时医院正在换届，两派斗争非常激烈。好在我那几年都在国外，相对超脱，并没有卷入医院具体事务，对立面不多。回国后感觉医院各种舆论分歧很大，但在民意测验时大家投票还比较集中，基本上都是推选我上任。

1984 年 4 月上级正式下文由我接任院长。当时医院虽属县团级单位，但是任命书是由时任省长黄知真签发的，远比现在隆重。

当时医院两派斗争焦点明确，表面上看是落实知识分子政策不得力，实际情况是选谁当院长的权力之争。

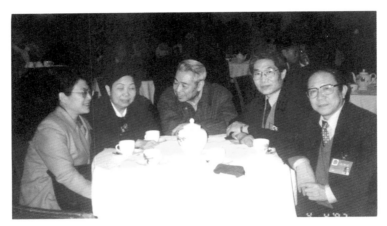

口腔界政协委员

班子由上级部门协调组成，虽然不是非常理想，但基本上能开展工作。开始时不少人到上级单位走访、告状，好在自己还比较超脱，因为前一阶段我在国外，没有介入医院的具体事务，矛盾相对较少。再加上领导班子上任后尽力了解群众需要，积极拓展业务，信息公开化，每周开一次中层干部联系会，上下信息畅通，这样很快就消除了谣言和不实之词，什么都公开后医院反而变平静了。

我记得刚上任第二天便有人称呼我"樊院长"，我听到后不知道这人是在喊谁，还四处张望这个被叫的樊院长在哪里，后来才明白过来，这成为了一个笑话。

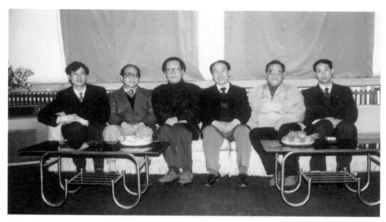

时任省委书记贾志杰（左3）来访

当时医院不仅有人上省委告状，还有人在《人民日报》发文批评医院不落实知识分子政策。此文发表的当天正好有中组部工作组到武汉办理其他工作，当他们看到报纸后，认为这个单位问题更严重，就决定干脆到口腔医院来调查。为配合中组部工作组调查，省委还增派了一个工作组过来，仅有300人的一家小医院突然进来两个工作组，这也是罕见之举。工作组在医院调查了1个月左右，谈话100余人。最后工作组对医院工作做了总结，认为："该院班子组建时间不长，但做了大量工作，努力上进，不存在什么大的问题。"两个工作组同时撤走，坏事变成了好事，医院就此平静很多，领导班子取得了群众信任，工作更好做了。

四十二、追求发展

1984 年我接任口腔医院院长后，如何建设和发展医院是我思考的重点。接手时医院设备简陋，经费困难，只能维持运转，还谈不上发展。我们医院是医疗、教学和科研三位一体的单位，而差得最远的是科研。

要发展得有经费支持和保证，钱从哪里来？向政府伸手？根据当时湖北省经济状况，不可能有大的投入，唯一能选择的途径，只能是自力更生。经过反复思考，与同行讨论后认为有几条路，可以开源节流。

第一，将富余人员组织起来，办公司、开厂，如一直坚持到现在的健齿医疗公司、安琪服装厂、口腔药物材料厂，这里可以分流一批冗员，让他们自给自足，解决他们的工资问题。

第二，门前一排空地可以建设一批门面房出租。

第三，将"触角"伸出，开一些分门诊，发挥每一个人的作用。同时严格控制医院人员增长，行政人员只出不进，用最少的人发挥最大效益。

采取这些措施后，医院经济情况明显好转，职工福利不断提高、改善，工作热情高涨，特别是自信心增强。当时有地区领导说，在洪山区我们医院的经济效益名列前三。所以口腔医院职工明显地有一种自豪感，外面人听说是口腔医院员工，找对象都容易得多。

解决生活上的问题，仅仅是第一步，求发展，还得励精图治，同时要寻求新的机会。一个医院要有名望、有影响，首先是临床上过关，一般的疾病能治疗，而且其他同行不能治的病，我们也要能治。通过"送出去""请进来"，加强国际学术交流等措施，临床能力得到很大提高，一些疑难病例本院均能完成。第二步，要扩大影响，扩大医院在国内外的知名度，还必须靠科学研究。当时医院几乎没有什么科研设施，费了九牛二虎之力

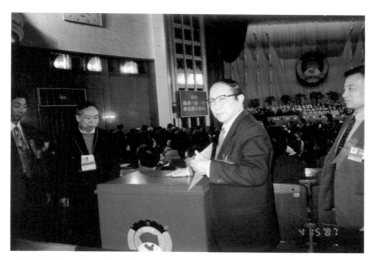

出席第八届全国政协会议

才建了一个小实验室。实验室内只有一台显微镜、一个培养箱、一个厌氧箱，其他东西基本没有。在苦苦挣扎之中，于1986年突然出现了一线生机，世界银行贷款不期而至。以此为契机，医院增添了一批科研仪器，在国内基本上是率先建设了一个中心实验室，从此如虎添翼，科学研究走上了快车道，连续发表了一批高水平论文。那时还不像现在这样要求发SCI，若能经常在"中华牌"杂志上发表文章影响就已经很大了，这些为以后进入口腔五大院校行列奠定了基础。此后还拿到了博士点，博士生的培养是一个单位科学突破的原动力。进入21世纪后，科学论文的发表已经不满足于"中华牌"杂志，而是开始追求在国际杂志上发文章。2002年以彭志翔等博士开拓性的工作为基础，我的团队首篇DNA疫苗文章见诸于世界口腔学界最权威的杂志JDR，即《牙科研究杂志》，从此开启了我院在国际学术期刊发表SCI论文的先河。由于我们较早预测到这一趋势，所以在此后3年内我们在全国所有医院的发表SCI数量比较中，占领总排名前20名的地位。当然随着各大型医院的重视和实践，我们这家专科医院很快被排除在全国20名之外了。

四十三、创建实验室

　　20 世纪 80—90 年代，国家刚刚实行改革开放政策，作为一所省属院校，国家提供的经费非常有限。我于 1984 年刚刚从加拿大留学归来，并被医院推举担任院长。当时的条件一穷二白，除了 76 台油泵牙科椅，其他教学科研设备奇缺，想有所作为非常困难，举步维艰。20 世纪 80 年代中期，我们有了招录硕士研究生的资格，虽然招了学生，但如何培养无从下手。在我没有担任院长前，就找当时的院长反映过多次，希望有一台显微镜和一个技术员，帮助我们的学生做实验。院长倒是一口答应，但当我追问了几次后，彻底没戏了。主要原因是由于他工作太忙，每次都忘了。好在几个月后就由我本人担任了院长，于是开始自己去"拜神"。跑到学院好几

实验室

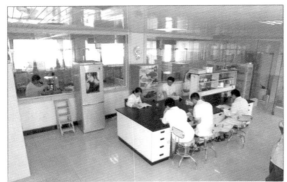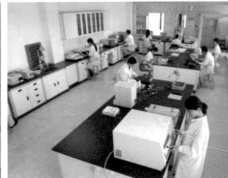

次，设备处处长终于有了怜悯之心，爽快地给了我一台单筒显微镜，就是农村里看血吸虫卵的那一种。万事开头难！然后我又从浙江义乌购回一台国产培养箱，在极为简陋的条件下，我的科研工作开始上马。

直至 1986 年，省属院校获得了一批世界银行贷款，湖北医学院口腔医院项目在列，此次获得的经费，为我们的腾飞打下了基础，此后我院的学术研究进入了快车道，当年创建的实验室，现已获准为口腔生物医学工程教育部重点实验室。

这次世界银行贷款，也为我们跻身全国口腔五大家打下了良好的基础，作出了突出贡献！

实验室（续）

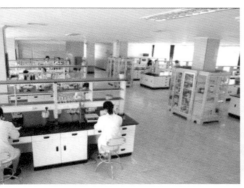
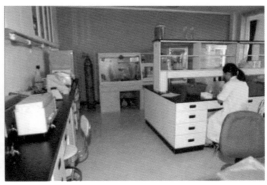

四十四、深夜的灯光

担任口腔医院院长后，行政工作繁忙，而我本人又希望在学术上有所发展，因此需要不断努力学习，拓展新业务、新技术，时间显然不够支配。为了实现学术上的突破，只有充分利用业余时间。我们家中无老人帮助，两个孩子需要人照料，因此只有在个人休息时间上打主意。那时候参加了全国统编教材的编写，还要看文献、写论文等，于是我养成了一种习惯，每天晚上11点左右睡觉，凌晨2点起床干活，到4点左右再睡2～3小时。深夜时夜深人静，万籁俱寂，思想可以高度集中，学习、写作效率极高。因此我们对面的住户都知道我深夜学习的习惯，每天半夜都能看见我家中不灭的灯光。

这样利用时间的方式大约持续了5～6年的时间，为我此后的发展打下了良好基础。我想，任何一个人想做出一些成就必须比旁人有更多的付出，所谓一分耕耘，一分收获，其意义也就在此。

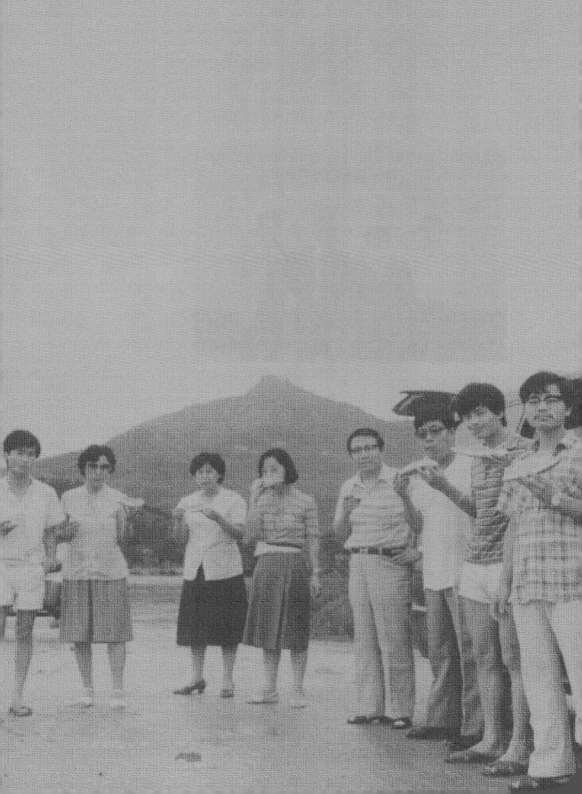

四十五、繁星满天

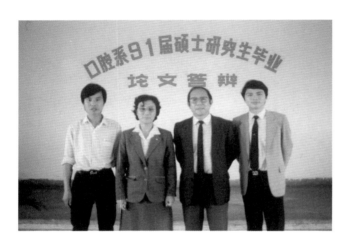

1991 届硕士研究生毕业论文答辩
右 1 为澳大利亚昆士兰大学教授肖殷

　　如果有人要我对一生的经历做一个总结，问我一生中最愉快的事是什么？可以回答说，我一生中最高兴的事是培养了一批杰出的学生。可以说，从建立博士点以来，医院工作取得了极大进展，主要得力于一批优秀的学生。如今牙体牙髓科的一批中年专家在国内名气很大，如彭彬、范兵、陈智等，都是响当当的人物。从行政管理方面讲，中国的习惯是学而优则仕，直接或间接的学生中培养出来的杰出的专家学者型领导，从南到北都有，如曾任中山大学光华口腔医学院·附属口腔医院院长凌均棨，现任广西医科大学口腔医学院附属口腔医院院长陈文霞、厦门市口腔医院院长姚江武、遵义医学院党委副书记刘建国、武汉第一口腔医院副院长许庆安、武汉第一口腔医院院长李宗族、同济大学附属口腔医院副院长张旗，徐州医科大学口腔医学院前任院长韩建国，现任哈尔滨医科大学口腔医学院院长牛玉梅等。

举一例典型人才的成长过程，如范兵，我的博士毕业生。他言语不多，做事严谨，毕业后送到西安第四军医大学进修学习，受到四医大史俊南教授的特别照顾和培养，后又赴荷兰进修学习，回国后他提出要开展显微根管等新业务。对于新业务的开展，我给他提出要求，希望他能把在荷兰学习的东西全用上，至于设备，需要什么就买什么。尽管省属院校在经济上并不富裕，但是我们还是购置了中国第一台牙科手术显微镜、第一台根管内窥镜。此后，他的业务蒸蒸日上，不断受到国外同行邀请外出讲学，前不久又受邀参与世界牙髓病权威专著 *Pathways of the Pulp* 主编的邀请参与编写这本著作，成为国内第一人。

还有彭彬、陈智等博士，现在都是口腔界大咖，炙手可热的人物。

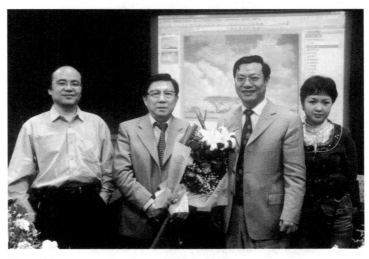

遵义答辩
右 2 为遵义医院党委副书记刘建国

一生中能培养几名优秀学生是我人生的追求之一，能培养出一批杰出的学生更是为社会留下了一笔财富。一个人的命运掌握在上苍手中，随时可以随风而逝，而留下的学生和继承人则可以传承永续。

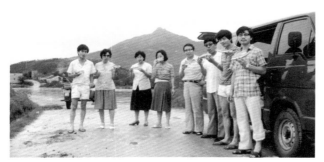

第一批研究生（现多人成为著名专家）

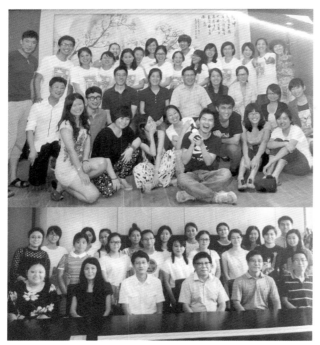

与学生合影

四十六、防龋疫苗

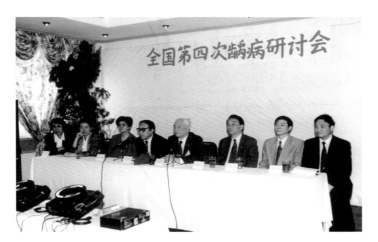

全国第四次龋病研讨会

从 1980 年开始，DNA 疫苗的概念问世。早在 1980 年前后，我看过一篇美国《时代周刊》（*Time*）的文章，标题是"2000——人类能否消除龋病？"。这篇文章对我的影响很大。曾看过不少防龋疫苗的文章，同时对蛋白疫苗也有不少探索，1983 年，我从加拿大回国。当时，"免疫防龋"的研究在国内尚属空白，我克服重重困难，从研究被动免疫及蛋白质疫苗、亚单位疫苗到多肽疫苗等主动免疫。DNA 疫苗的概念问世后，我便瞄准这一领域，做了不少探索和研究，使我在学术上的探讨又深入了一步。我们构建了靶向定位融合 DNA 防龋疫苗，同时确立了鼻黏膜免疫途径，而后又将小动物实验过渡到灵长目动物实验，并一步步取得成功。围绕这一主题，我指导的科研团队发表了不少高水平论文并被 SCI 系统收录，历经 20 多年的研究，我的团队终于研制出世界首支龋齿疫苗，并因此获得 2009 年国家科技进步二等奖。

由于我们以前做的大量工作，于 2007 年获得卫生部支撑计划资助700 余万元之后，由四家单位联合开发防龋疫苗。这是我们之前 20 余年的劳动成果，现由四家单位参与，由我们牵头，拟订了研究分工，并签约承诺各人任务，包括不能单独利用他人成果。由于大家都是知识分子，互相也很信任，各人资料并不设防。但是知识分子中也有些不讲信誉的人，一个以前从来没有接触过防龋疫苗的人，利用我们的信任，用我们的资料加上他的材料申请了专利，我们感到非常震惊。我们研究了近 20 年的成果怎么一下就变成他的专利？于是我们告到他的主管单位，遗憾的是他们单位对他进行了保护，认为他仍有创新，不算剽窃，不算侵权。我们真是无言以对，无话可说。好在我们还在创新，还有新的专利，将继续这项研究，当然与此人不可能再有任何的合作和交往。

我们研究的新一代疫苗已获进展，同时得到国家自然科学基金的资助，研究论文已被国际学术刊物接收，即将发表，现筹备进一步作转化为临床应用。

四十七、博士学位

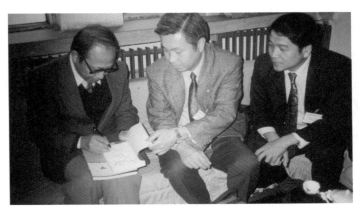

与台湾中山医学大学教授交流
左 2 为周明勇，左 3 为何全城

　　1987 年，全国口腔颌面外科学术大会将在成都华西口腔医院举行，由于种种原因，会议拟将地点改到武汉举行。我听到这个消息很高兴，当即表示同意，因为这样就能通过与同行的交流，接触增强感情，扩大影响。会议除大陆同行外，还有台湾的一些同行也准备参加这次学术会议，其中就有台湾中山医学大学牙医学院创办人周汝川先生及其儿子周明勇教授、博士，他们的到来为会议增添了光彩。这次除了学术会议外，还举行了一些文化活动，包括了一个很出色的晚会。会上我院管弦乐队集体亮相，来自全国各地的朋友也积极参与。西安第四军医大学周树夏老教授高歌一曲《游击队员之歌》，他声情并茂的表演赢得了热烈的掌声。

　　在热烈的学术氛围中加强了学术界的团结和友谊，也是与台湾同行的首次接触。其实台湾同行在未抵达武汉时心里有过恐慌，怕到大陆来会被

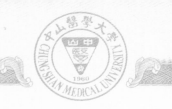

中山醫學大學

名譽博士學位證書

中山醫大譽博字第 011 號

樊 明 文 教授

西 元 1939 年 04 月 23 日 生

畢 生 投 入 牙 醫 學 教 育 貢 獻 卓 越

經 本 校 名 譽 博 士 學 位 審 查 委 員 會 審 查 通 過

依 學 位 授 予 法 規 定 授 予 **名譽牙醫學博士** 學 位

此 證

校 長 **賴 德 仁**

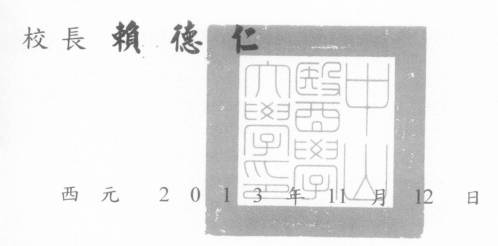

西 元 2 0 1 3 年 11 月 12 日

誠 愛 精 勤

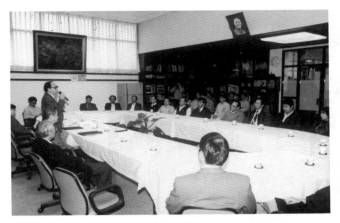

上图：台湾中山医学大学教授欢迎会

左图：名誉博士学位证书

扣下，再也回不去了，这次让他们感受到了大陆同胞的真诚，消除了顾虑。从此我们两校建立了互帮互学的亲密关系，我们有不少专家、学生到台湾讲课或学习，台湾也有学生来大陆学习和攻读博士学位，这种紧密的联系一直持续至今。

我们经历的年代，在成长过程中，没有学位制度，当看见下一代人能够读硕士、博士，很是高兴和羡慕。20世纪80年代出国时，也很想读硕士、博士，由于年龄较大，还要在国外停留很长时间。当时也只想学成回国报效社会和国家，因此选择了放弃继续攻读学位。工作后虽然很努力，但每次填学历时总是"本科"，感觉非常遗憾。

进入21世纪以来，我在国际上发表论文较多，共有70余篇，获得过一些专利，出版过10余部专著，加之其他一些学术上的成就，台湾中山医学大学校董事会决定，并报台湾教育主管部门批准，决定授予我名誉博士学位。这对于我来说是一项极高的荣誉，授予学位的仪式也非常隆重。前一晚举行宴会，授予仪式时院内师生代表坐满礼堂，校长、董事长主持仪式，唱诗班成员手持曲谱隆重唱诗，显得庄严肃穆，颇有仪式感。我从内心深深地感受到一种荣誉和使命。终于有了一个我多年向往的头衔，这是我多年努力奋斗的结果。

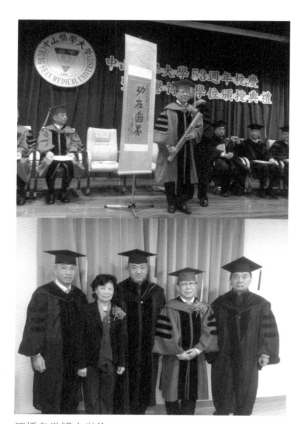

颁授名誉博士学位

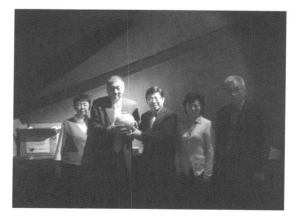

与台湾中山医学大学董事长

四十八、感受科技进步

自我参加工作后的头 10 余年，基本上是"文革"岁月中渡过的。生在这些年份，从某种意义上是虚度光阴，看不到社会进步，看不到科技创新，住房永远拥挤，工资多年不涨，生活十分拮据。

那个时期全世界都在进步，而当时的中国却想象不到外面是什么样子。但是，1978 年后，在国家经济仍然困难的情况下派出大批留学生出国，这一政策的红利一直持续到现在。

1981 年出国后，开始感受到了科技创新，社会进步。

记得 1982 年看到个别留学人员回国前购买风靡世界的佳能 AE-1 相机，感觉它很先进，但仅仅两年后这种相机的零配件就买不到了。1983 年我回国前夕，去看了一下计算机，刚出来的计算机竟然有打印功能，能将计算的数据打印出来，感觉非常新奇。但几个月后计算机就上市了，从 286 开始，1 年几次更新升级，价格不断下降。还记得我在 1984 年担任院长时，看到我们的打字机与国外圆球形头的打字机效果相差甚远，于是让院办主任去找这种圆头打字机，可是找遍全国都没找到。然而几个月后开始有类似计算机的打字机问世，而且很快普及。这一切都是日常生活中的感同身受，其他方面的进步更是有目共睹，社会的进步日新月异。

2000 年前街上小轿车甚少，当时也没考虑我还能开车，只是动员医院领导们可以学车。看到了社会的发展趋势，私人开车是必然结果。几年间，口腔医院便找不到停车位了，医院员工一家可有几辆车。1982 年在北美时经常可在街上捡到家具、电视机等，现在我们也开始了家用电器的更新换代。

从日常琐事中不断感受到科技的进步，我们生活在这样的时代，必须不断学习，否则就跟不上时代前进的步伐了。

四十九、不断学习

"学习"的概念无所不在，时代在进步，不学习就会落后。

有文献说现在科学知识更新率每 5 年可达 50%，从我的亲身体验中，认为此言属实。刚开始利用手机发送信息，我很快学会在手机上打字，速度几乎不亚于手写，当时还和朋友比试过。然后开始有了微信、微话、手机视频通话。这些新技术刚出现时还不敢使用，怕受到不必要的干扰，但很快就离不开了，尤其是微信，因为这种通信方式快捷、迅速、来源广泛、覆盖面宽，特别方便。在生活中无处不在的电脑应用，学习的内容更多了。不能因为年经大了就放弃这些新的生活工具。

近期相继而来的网购、网上支付，出门不用带钱，带上手机就可以"闯荡江湖"，稍不留意就会被"out"了。

以前听人说年纪大了，记忆力会减退，理解力会增强，现在自己已年近八旬，应该是年龄老了，但我个人感觉并不是很老，心态永远保持着年轻。年轻时喜欢参与的活动，比如唱歌、跳舞，现在似乎仍然喜欢。开玩笑、讲笑话、高层次的幽默感，现在仍然喜欢。年龄大了，对一切事物看得更淡，不容易为小事生气。处事豁达、包容、乐观是我非常信奉的人生观，现在仍然如此。时间很宝贵，我们应该珍惜并过好每一天。

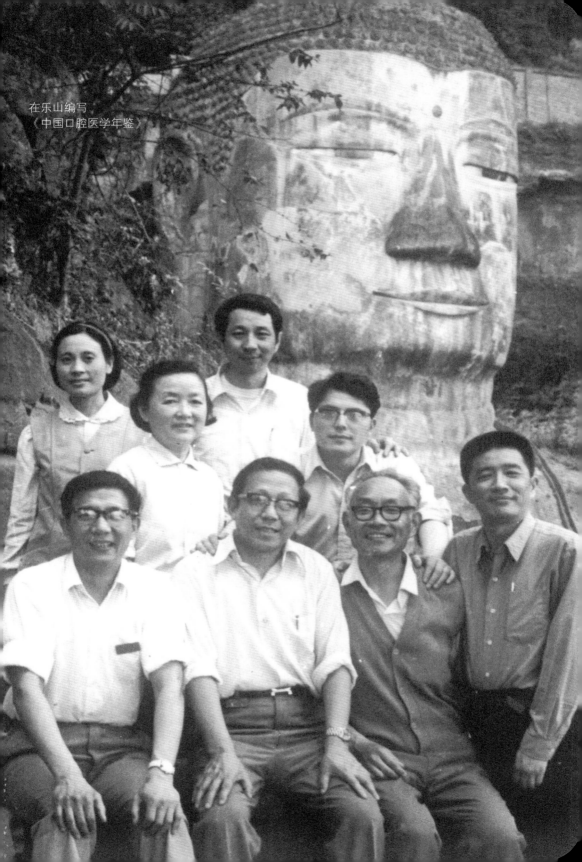

在乐山编写
《中国口腔医学年鉴》

五十、第一次编写教材

大学毕业后，由于没有多少上级医生，看起来条件较差，但给我们的成长创造了机会。由于没有什么人可以依靠，临床遇到问题只能大家一起讨论，或自己查阅文献，因此成长相对迅速，很快就能在临床上独挡一面。

20世纪60年代，中国仅有五所口腔系，其中北京医学院、上海第二医学院、四川医学院、第四军医大学均是在1949年中华人民共和国成立前就有的四所口腔院校，师资雄厚，实力超强。相比之下湖北医学院口腔系就是一个小兄弟。

从"几条枪"起家，经过半个世纪的努力，在一穷二白的基础上，建立了达到国际水平的口腔医学专业，这是几代人共同努力的结果。

20世纪70年代后期，一切从头开始。高等教育逐渐恢复，不可想象一个国家没有高等教育如何能得到发展。1971年恢复高校推荐性招生，开始是从工农兵中推荐上大学，学生水平参差不齐，从小学生到高中生都有。尽管如此，毕竟有了高等学校毕业生。从这时起，我便参与了人民卫生出版社的教材建设工作。当时，在这个组内都是一批有丰富教学经验的老专家，这无疑给我提供了一次良好的学习机会，同时认识了一批老专家，也让专家们认识了我，这为以后的工作打下良好基础。

在这个团队中仅有3位年轻医生，其实也不能算年轻了，我已经接近40岁，另外两位中的一位比我年长，一位比我年轻。编写教材时，我们住的是最差的房子，有跑腿的事我们主动先上，因此也受到老教授们的称赞和欢迎。

由于早期参加了这项工作，在工作中不断成长，很快进入主流。随着时间的推移，我们由年轻人慢慢变老，现在可能是还活跃在一线最高龄的"老专家"了。

五十一、开车

现在，汽车已经进入中国千家万户，考驾照开车已经成为了人们日常生活中再寻常不过的事情。可是在 20 世纪 60—70 年代，开车却不是一件容易的事情。那时候车辆很少，小汽车多数集中在党政机关，整个社会没有一辆私家车。汽车司机是一个人们很向往的职业。在那个物资供应匮乏的年代，开车的人活动范围大，可以运输交换各种难得一见的商品。难怪当时社会上就有"方向盘一转、给个县长都不换"的俚语，丈母娘们眼里最好的姑爷就有司机这一职业了。因此，每个单位的司机看上去都多少显得神气活现、不可一世。

我最早接触汽车是 1971 年，那时我作为中国援阿尔及利亚医疗队成员，在阿尔及利亚赫利赞工作。这是一座仅有十万人口的小县城，虽然城小，但街道整洁，绿化完善。我们住在县医院的宿舍，过去是法国修女的一栋小楼。我们出门工作、旅游均有医院小车接送。工作这一年间，医院条件逐渐改善，院方购买了一辆法国雷诺新车，给我们医疗队使用。为了方便工作，医疗队选了三位相对年轻的队员学开车，包括一名翻译，一名放射科医生和我。那时我刚 30 岁出头，正是身强力壮、好干活儿的年龄。

院里的一位黑人司机下班后到一片开阔地教我们学车。第一步是学停车，学习直停，即头对尾部的停车方式，学习 1 ～ 2 次就可以了，然后就在医院里试开车。我们的那位翻译学车心情最迫切，因为他是翻译又能开车，这样便可得到医疗队重用，对他而言，这无可厚非。他拿到钥匙后就在医院里摆开了架式练车，一有空就去学。一天下午他不小心把车撞到了花坛上，新车给撞坏了，结果第二天总务主任找到我们，意思是打算把汽车收回去，他说并不计较我们撞坏了汽车，撞坏了花坛，而是担心我们会受伤，这样给中国朋友没法交待，因此要收回汽车。倘若我们需要用车，保证随叫随到，绝不拖延。没有办法，刚刚学会一点开车知识，到此终止，下一次学开车一等就是 30 年。

　　2000 年时，我再次学习开车，当时管理很松，花钱买了一个驾照，学了一两个小时就上路了，由于缺乏正规训练，刚开车时没少犯错误，经常遇到刮蹭，现在回头看，幸好没出什么大事。这种不经过正规学习是非常危险的。

五十二、世银贷款

自 1984 年我当任院长时起，随着国家改革开放政策的实施，医院发展一路高歌猛进。但是也受到了省属院校限制，加之当时国家经济状况较差，办学办院经费均比较困难。

人有时候也要靠运气，正当我踌躇满志想干一番事业，却又苦于无米之炊的时候，突然得到湖北医学院方通知，近期可能获得一批世界银行贷款，支持医学院建设。后来了解到世银贷款金额 180 万美元，医学院留 120 万，另 60 万给口腔医院。我喜出望外，这 60 万美元是什么概念，按当时比值 1 ：8 计算，相当于 480 余万元人民币，作为一家省属院校的附属医院，平时的教学经费每年不足 10 万元，也就是说 50 年才能拿到这么多钱，更何况当时医院收入一年也只有 200 万元。因此我非常珍惜这一笔经费。

为了将钱用到实处，我们精心讨论用资方案，考虑到各个院校的竞争，其核心竞争力应该在科研方面，因为教学和医疗水平即使没有先进设备，也可以通过努力争取做到，而科学研究成果反映一个高等院校的真正水平，不是每一个医院都能出高水平科研成果的。高水平医院的竞争除医疗水平、教学水平外，核心竞争参数应该是科学研究，这是一般医院所缺乏的。

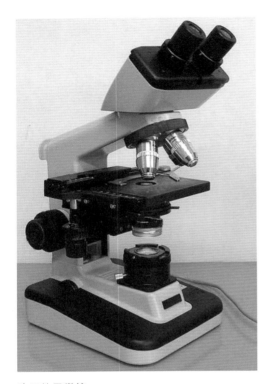

购置的显微镜

方向目标确定以后，我们派出几路人到国内先进院校去调研，回来讨论制订经费使用方案。

我们拟将 60 万美元分为三部分，其中一半用于购置科研设备，建立一个先进的中心实验室，另一小半购置教学设备，如当时最先进的 KaVo 仿头模型，还用一部分购置平时很难购置的临床设施，如颞下颌关节镜、先进的骨刀等。

最终我们购进了一批国外先进的科研设施，如气相色谱仪、液相色谱仪、超速冷冻离心机、深低温冰箱等。有了这些设备之后，医院科研如虎添翼，研究水平迅速提升，高水平论文相继涌现，短短几年，口腔专业成为湖北医学院首批博士点（首批共 2 个点），而博士生的招生又促进了本院科学研究的迅速发展。

为了用好这笔费用，同时也为了接受世界银行专家的终期考察，要将这笔钱用得精准，用出"花"来。临到世行专家考察的这一天，我将全院英语最好的学生和老师都布置在重要的接待岗位，外国专家考察时，到处都有人用英语和他们对话，加之由这批设备的确做出了很不错的科研、教学与临床成绩，这使他们深受感动。专家们对我们这所医院留下了极为深刻的印象，并相信有这样一批高水平的年轻人在这里工作，一定会用好这笔钱。最后做总结时，一位世行项目考察负责人说："我的结论是，开始决定金额时给你们的钱太少了。"

经过几年努力，在 20 世纪 90 年代初，由时任中华口腔医学会会长张震康教授宣布湖北医科大学口腔医学院正式列为我国五大口腔院校之一。过去中国口腔有"四大家族"，现在增加了一位，称"五大家族"。

这个称号得来很不容易，由名不见经传的省属院校，一跃升为国家级口腔院校，这是几代人奋斗的结果。张震康会长的鼓励成为我们继续前进、不断创新的动力。

五十三、中华口腔医学会

　　中华口腔医学会（CSA）的前身，是 1951 年成立的中华医学会口腔科学会。随着改革开放带来的巨大社会进步，我国的口腔医学事业也得到迅速发展，其中一些领域已步入国际先进行列，一些口腔专业已接近和达到国际先进水平，并被国际口腔医学组织和同行承认。学科专业的发展，国际学术交往的需要，让中国口腔人期盼自己能有更大的平台以发展祖国口腔医学事业。

　　1994 年，在张震康会长等人的极大努力下，中华口腔医学会从中华医学会独立出来，成立了一级学会中华口腔医学会。这在口腔医学界是一

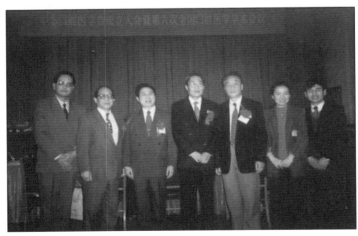

第一届委员会在 CSA 成立大会上的合影

件划时代的大事，却也经历了艰难的过程。北医张震康教授和同事们在困难的情况下，既要说服当时中华医学会的主要领导，也要一个一个去说服非口腔专业的各位常务理事，请求他们的理解与支持，同意中华医学会口腔科学会从中华医学会独立出去，还要向国家民政部申请成立中华口腔医学会。申请获批的过程可谓是一波三折，申请一次次被驳回，直至获得时任国务院总理的朱镕基同志的理解和支持，朱总理亲自过问此事，最后终于得到国务院、卫生部批准，民政部登记注册，中华口腔医学会作为国家一级学会成立。

1996 年 11 月 16 日，中华口腔医学会正式成立大会在北京人民大会堂隆重举行，这一次我荣幸地当选为常务理事，当时常务理事全国仅有 7 人：分别是会长张震康，副会长邱蔚六、樊明文、颜景芳、王大章、吕春堂，秘书长颜景芳，而现在副会长就有十几个人。当然这也反映了我国口腔医学事业的迅速发展，全国口腔界呈现一片繁荣景象。

随着口腔医师人数的增加，我国经济建设的发展，人民群众对口腔医疗要求日臻迫切，口腔医学会不断成长壮大。至 2008 年，因年龄关系，我不再担任现职副会长，而与张震康会长、邱蔚六院士、王大章教授一起担任中华口腔医学会名誉会长，至 2016 年口腔医学会换届时完全退出学会。

学会成为口腔医师之家，下属 30 多个专业委员会，加之各大学、单位举办许多活动，基本上一年到头都有口腔界的学术活动，我感受到有些医生全年只热衷于参加学术会议活动，不知道他们有什么时间来做学术研究？反正看到口腔医学界有一班人对于全国各种会议充满热情，乐此不疲，也不知道这是一种好现象还是不好的现象。与比我们大 10 倍以上的中华医学会相比，似乎也没有我们口腔界活动多，多数医生都在本单位埋头工作，看病、开刀、搞科研，外出似乎有一定限度。不像口腔界的一些人好像整年都在全国各地开会或讲课。

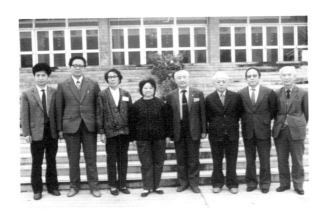

CSA 第一届牙体牙髓病学组成员
左 5 为史俊南教授

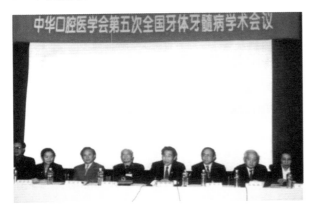

CSA 第五次全国牙体牙髓病学术会议

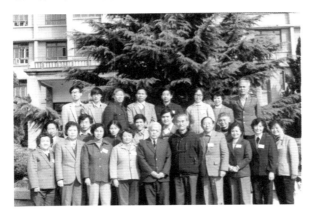

与龋病学前辈岳松龄教授合影（1986 年）
第一排右 5 为岳松龄教授

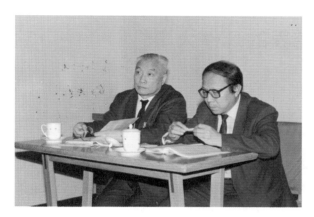

与史俊南教授一起主持学术会议（1989 年）

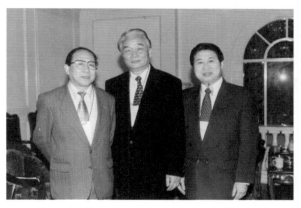

与邱蔚六院士（中）和王大章院长（右）

五十四、口腔界的几件大事

经过以张震康教授为首的口腔医学界老专家的努力，中华口腔医学会于 1996 年正式成立。中华口腔医学会原设在中华医学会下面，名为中华医学会口腔科学会，随着口腔医学成为国家一级学科，学会相应独立为一级学会。我有幸当选为第一届中华口腔医学会副会长。学会成立时非常隆重，地点在人民大会堂，大家还首次体会了四菜一汤的国宴。从此中华口腔医学会在国际国内更加活跃，学科影响不断提升。

在学会成立的基础上，我们又筹划成立了国际牙科研究学会（IADR）中国分会。IADR 是国际上最高的学术机构，每年举办一次学会会议，成员基本上是大学教授、研究人员、研究生，工作语言是英语。由于当时湖北医学院口腔系与国外院校交往较早，经常参加 IADR 活动，有一定基础，所以 IADR 中国分会选在武汉成立。由张震康教授任主任委员，每年能组织数十名科研人员出国参加 IADR 会议。IADR 会议每年举行一次年会。一般情况下，两年在北美举行，第三年则移至其他大洲召开。我当时担任 IADR 中国分会执行主任委员，由于有多年参加 IADR 会议的经历，至2009 年成立亚太地区 IADR 联盟时，第一届会议选举我担任该学会主席，并在武汉举行了一次盛大年会。这是武汉少有的超过 400 名外宾参加的会议，加上国内的代表，出席会议者逾千人。

FDI 是另一个大的国际学术组织，参加者为全世界牙科医生，该组织的年会规模很大，一次会议可达万人。2006 年 FDI 大会在深圳举行，90 余个国家近万人参会，是我国口腔界历史上最大的一次学术会议。在确定是否在中国召开这次会议的预备会议上，就台湾的参会问题，辩论十分激烈。据说北京医院的栾文明教授发挥了很大作用，解决了存在的问题，促进了会议地点选在中国深圳召开。开幕大会邀请了航天英雄杨利伟作报告，他的报告极大地鼓舞了与会人员。大会还邀请了时任国务院副总理吴仪在开幕式上讲话，在他的讲话中提到了中国口腔医学的成就与进步，其中提到了我们的防龋疫苗研究，这使我们受到极大鼓舞。

为了推动中华口腔医学会各学科的发展，陆续成立了各学科专业委员会。牙体牙髓专委会是最早成立的专委会之一。我当时就在想，学会是专业人员的学术机构，是大家的学术之家，国外的学术机构任职一般为 1～2 年，轮流坐庄，我们为什么不能呢？所以牙体牙髓专委会成立后，在我担任第一届主任委员时，我提出主任委员每人只能担任一届，不予连任。这个建议受到了兄弟院校的赞同。3 年后我就自然退下，换了四川大学周学东教授为下一届主委。这一传统连续下来，一直坚持到现在。从第二届专委会开始，其他各专委会也和我们一样，任期一届，到时就换届，这样大家都有了为学术界服务的机会，皆大欢喜。

五十五、黑领结晚会

记得早年有一次在香港参加一个学术活动，会议结束后有位香港教授在家中举行聚会，给我们参加会议的内地代表发了请帖。他的晚会称Black tie party，即黑领结晚会。我们从来没有参加过这类晚会，也没有请教周围的人，我们一行四人穿着便装，没打领带，心想学术会议结束后的晚会应该就是休闲聚会，就这样拖拖拉拉到了教授家中。一进门就傻眼了，只见来宾个个身着正装，西服领结，更有甚者，一些香港男士教授还穿着苏格兰裙装，氛围颇为隆重。我们四人顿时感觉无地自容，主人倒是什么也没说，而我们自己感觉难受，四个人就躲在一个角落悄悄吃点东西后走人。此后我们就暗下决心，将来也一定要办一个这样的晚会，目的就是让大家了解一些西方礼仪，以免到关键时刻出洋相。

其实 Black tie party 真正的意思是"正式的晚宴或宴会"。之所以称它为正式的宴会，是因为黑色一直被作为一种正式场合所使用的颜色，而领结则是一种非常正式的宴会所必须穿着的物品，所以 Black tie party 就成为了正式晚宴的代名词。在很久以前，黑领结晚会是贵族王公和皇室用来进行社交的一种途径。在这种场合上，穿着正式庄重的服饰出席不但代表一个人的礼貌得体，还表示他对东道主的尊重。随着社会的发展和文明的进步，现在黑领结晚会已经在发达国家和地区非常普及，而此类宴会的主题也变得更为丰富，庆生、毕业、婚礼、事业开张，都可以作为主题而举办黑领结晚会，而唯一没有改变的就只有它的传统规矩和礼仪了。

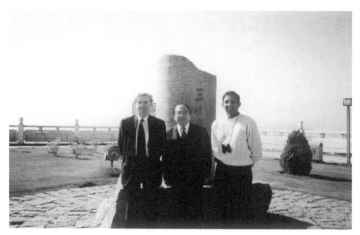

香港大学前后两任院长

　　黑领结晚会由发起人制作邀请卡，确定主题、时间、地点、邀请人名单，然后发出邀请。现在很多人通过电子邮件来发送邀请，其实，这个是非常不正式也不礼貌的，这一种貌似老派的社交形式，讲究的恰好就是给彼此以最大的尊重，而不是图方便。由此，一张精美的邀请卡是必需的，所以真正理解黑领结晚会含义的人士在举办这类晚会的时候，通常还是沿袭传统，发出的是精心设计的纸媒邀请卡，这才是正式的 Black tie party 邀请方式。

　　1999 年湖北医科大学口腔医院建院 40 周年（其实还差 1 年）的时候，机会终于来了。在我们举行的庆祝系列活动中，内容之一就是举行了一个 Black tie party。

　　事前我们为每个参会者准备了一个黑领结，晚会时中外来宾穿着正式，其间是酒会和表演。最终晚会非常成功，重要的是使中国口腔界同仁们体会了一次真正具有国际水准的 party，今后大家再碰到这类情况就不会出洋相了。

五十六、文化建设

　　四川医学院有着很浓厚的文化底蕴。由于其前身是加拿大人创办的大学，校园建设具有浓厚的西方建筑色彩，生活习惯比较西化。1960 年我们到川医时，国内已经历了数次政治运动，人们的生活习惯更加与工农接近，自觉抵制资产阶级生活方式。而四川医学院的教师仍保留着政治运动前的生活习惯，如每周有周末舞会，不少教师还穿西服，女教师也比较讲打扮，喜欢音乐和艺术的教师也不少。校园晚会的艺术水平堪称专业。

　　受到川医文化的影响，我们回到湖北后也希望向川医学习，能够有一些自己的校园文化。

　　1983 年底我从加拿大回国，1984 年接任院长。当时医院内部矛盾重重，有派性存在，工作开展比较艰难，所以也谈不上文化建设了。首先要安定群众情绪，就在医院业务、群众生活方面作一些实际调研，更重要的是要终止乱七八糟的小道消息。由此想到了政务公开，推行两会制度即院领导办公会和联系会。院领导办公会实行民主讨论，会上敞开心扉。联系会将即将推行和举办的活动公之于众，大家非常清楚医院想什么，想推行什么政策，群众都心中有数。在了解了事情的脉络之后，大家都表示理解与支持。

医院环境和群众情绪逐步改善，变得稳定和谐，人心思静，大家都希望能安静、和平地工作和生活，于是有了文化建设的基础。在热心职工的参与下，医院的文化活动日趋活跃，成立了正规乐队，还经常有演出，周末舞会的影响也很大，已超过地区范围。每逢节假日，医院代表队到大学参加活动都会获得奖励，在学校里声名鹊起，大家一提到口腔医院的文艺活动都会赞不绝口，这实际上也就是医院的软实力。在文化建设取得成就的同时，医院职工的精神面貌也发生了变化，变得更加努力向上，团结进取，虽然此时的物质生活还不是非常优越，但大家感觉到了精神上的满足，并且看到了希望。

五十七、组建乐队

我从小就喜欢拨弄一点乐器，比如二胡、小提琴、笛子均略知一二，但都不精。高中时有几位从文工团转来学习的小干部，他们音乐技艺精湛，就由他们发起组织了一支学生乐队，因为我能拉二胡而入选，当时还在学校周末聚会上参加演出，合奏过聂耳的《金蛇狂舞》等乐曲。当时的沙市中学人文氛围浓厚，学生比较有文化修养，学生剧团还排演过《雷雨》、《西望长安》等话剧，从现在的欣赏水平来看那时的演出还是不错的。记得正剧演出前，我们乐队会以器乐合奏或为一些开场舞蹈伴奏，其实当时的演出就是卖了门票，可以说是商业演出的萌芽，当然其演出收入是为支持那时下乡劳动的毕业生。

这些活动一直延续到大学时代。20 世纪 50 年代很时兴舞会，每逢周末都有舞会，学生舞会在学生食堂，教师则在教工食堂，感觉那时的学生好像比现在学生更会玩。1957 年元旦的一场晚会我记忆至今。记得活动主办方是比我们高一年级的 1956 级同学，元旦晚上在学生食堂举行化妆

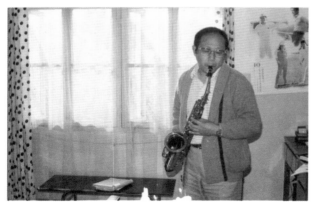

萨克斯演奏

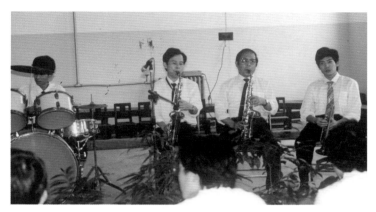

我院乐队集体演奏

舞会。当时社会上放映的电影如苏联影片《生活的一课》、印度电影《章西女皇》等，同学们就化装成剧中人物，如英俊潇洒的苏联工程师谢尔盖、《章西女皇》中那位印度民族英雄女皇等，化妆很精致，每个人物都栩栩如生，给我留下了深刻的记忆。

　　自 1984 年主持湖北医学院口腔医院工作后，我就反复思考怎样建设一所有文化底蕴的口腔医学院，除了在医疗、教学、科研工作上有突出成就外，还应该进行医院文化建设。接着就利用当时的条件建设了一支管弦乐队，以学术报告厅兼作文娱活动的大厅。管弦乐队号召一批青年文艺爱好者加盟，竟然在洪山区这一带还创出了一点名气，周末时会有不少单位来请乐队进行伴奏。当然乐队的主要活动还是在院内，到了周末，职工们略加收拾打扮，齐聚大厅唱歌跳舞，气氛活跃。通过这些业余文化活动，的确增强了医院职工的凝聚力，创造了和谐、团结、积极向上的氛围，也在全国造成了很大影响。

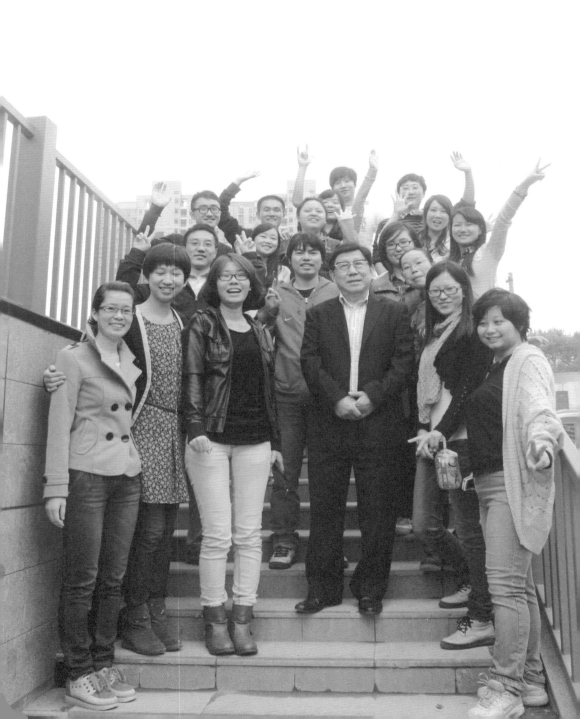

五十八、感恩的学生

　　有感恩之心的人必然是一个重情义，情商高之人。而一些人你给了他巨大帮助，他感觉这很正常，是应该的。也有一些人，你给他一点点小的帮助，他就铭记在心，终身感激。人一生中什么样的人都可以遇到，时间长了逐渐习以为常，见怪不怪。

　　一个学生正读博士，课题还没开始，她的导师不幸去世，她感到茫然，不知所措。一日她找到我，还没开口已泪流满面，不知道该如何是好。课题还没开始，导师却因病去世，下一步怎么走？

　　我当即答应她转到我这里，至于研究课题，我告诉她导师那里有很多标本素材，有几十年时间汇总的大量的病例样本，将这些资料充分利用

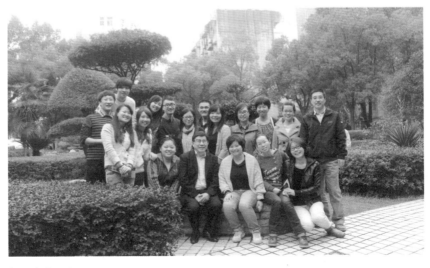

与学生在一起

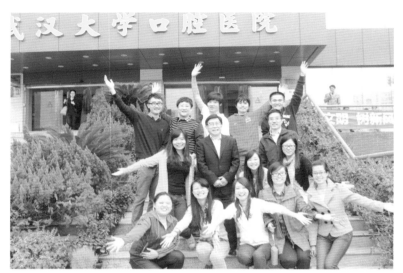

与学生在一起（续）

便可总结出一篇像样的论文。学生按我说的方向去研究、整理，在比较短时间内完成了她的毕业论文。应该说我作为老师也仅仅做了一点分内的事情，而这位同学几乎牢记一生。每逢过年过节、教师节，她都会来看我，一般情况下还要带一份厚礼。我反复给她讲，你能记得我，抽时间来看我就很不错了，不必带东西过来。君子之交淡如水，能有这样的学生我也就很满意了。与此比较，一般的学生中多数人都会怀有感恩之心，并以各种方式表达对老师的尊重与爱戴。

但不是每位学生都有这样的情商。有些学生，从学习到毕业其间受益良多，可感情淡漠。各种各样的人都有，这就是大千世界，社会上这类事情见得多了，就适应了这种常态，也不用生气了，付出不一定要回报，保持平常心。最重要的是永远保持好心情，这样才能健康长寿。

五十九、医学院院长

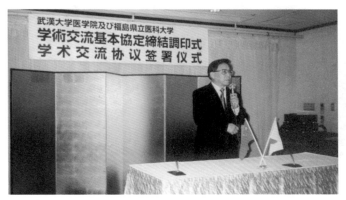

武汉大学医学院与福岛县立医科大学
学术交流协议签署仪式

    自 1984 年担任口腔医院院长，至 2000 年湖北医科大学合并至武汉大学，我已担任了 17 年院长。当年武汉大学、武汉水利电力大学、武汉测绘科技大学、湖北医科大学合并组建新的武汉大学时，武汉大学侯杰昌校长找我谈话，说武汉大学合并后，各校实力均较强，发展空间不大，唯有医学上还具有很大发展潜力，比如博士点很少、在国外发表文章不多、自然科学基金项目少等，希望能借鉴我在口腔医院的管理经验，到医学院再担任一届院长，能够把医学院促进一下。后来武大党委书记任心廉同志也找我谈了类似意见，我深感责任重大，最终同意超期服役，力争再创辉煌。

    到医学院后，首先是进行调研，为鼓舞士气，借四校合并的动力，扬医学院职工的信心。借鉴口腔医院的经验，首先筹建一个中心实验室，引进国外优秀人才，建设动物实验中心，这与武大的战略不谋而合。2003 年，

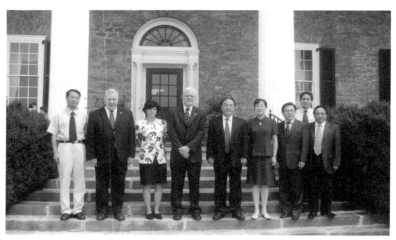

武汉大学代表团访美

由国家发展与改革委员会、教育部、武汉大学共同投资建设，最终将全校性的动物中心建立在医学院，挂牌为武汉大学动物实验中心。该中心为学校二级单位，成为面向校内外开放的公共服务平台和科研机构。

有了这些条件，科学研究才能起步，大家信心十足，埋头苦干。只有加大国家自然科学基金的申请力度，抓论文发表，特别是国际期刊收录、博士点建设等，这样才会提升影响力。现在回头看，当时这些举措非常正确，抓住了核心需要。医学院迅速成长，过去1年才有1～3个国家自然科学基金，1～2篇 SCI 论文，博士点也很少。而几年的时间，国家自然科学基金1年就达到100余项，SCI 论文进入医学院校前八，并建设了10多个博士点，包括基础医学一级学科博士点。当然这是全体员工，包括医院员工共同努力的结果。

武汉大学的并校，被国人普遍认为是全国高校合并中最成功的例子之一。经过合并的新武大实力大增，由原来的医学院在全国排 20 余名，跃升到现在的 Top 15 左右，可见合并之受益良多。而湖北医科大学成为新武大的医学部之后，更是迎来了发展的绝佳时机。这其中，中央全力推动发展综合型大学的决策，可谓天时。而天然毗邻于东湖之滨的四座院校之间顺利实现无缝合并，可谓地利。四校领导班子一拍即合，精诚团结，大局为重，可谓人和。

　　在我到武汉大学医学院担任院长期间，医学院领导班子空前团结，特别是党委书记王传中同志善于团结同事，发挥每位领导和群众的潜力。群策群力才能达到满意的成果，许多同事都认为这几年是医学院历史上的黄金时期。

六十、牙医与电影导演

　　我的学生中出了许多有名的专家、教授。但人各有志，一些学生并不受专业约束，在其他领域中也是显现才华。有一名学生，人很聪明，读完硕士后留校，担任口腔预防科主任，后学校送其赴加拿大留学，再次拿了一个硕士学位，此后应该是边工作边读博士，这才是正常的成长规律。但此时的他思想发生了变化，实际上对作为一个口腔医生或教授并不感兴趣了。他自己认为前 30 年是为生活而活着，后 30 年应该是为自己的理想而活着。他最感到兴趣的专业是电影，应该说为电影而生，为电影而死才是他的崇高理想。于是他在加拿大拿到硕士学位后，再没有向本专业的更高学位进军，而是考入一所电影学院去学习导演专业。为此，他甘于享受清贫生活。他的爱人只是拿到加拿大助理医师执照，但他很大程度上是依赖夫人生活的，牙科助理待遇也不高，他生活的拮据可想而知。家中陈设简陋，过着很一般的生活。如果他在国内，依他的才华，绝不至如此。

　　我们到加拿大访问时拜访了他，此时他意气风发，邀请我们看他拍的电影。这时的他已从电影学院毕业，留校当老师。他带着他拍摄的电影拷贝到多伦多大学图书馆去放给我们看。说老实话，他的电影我们基本上看不懂，按时髦的说法是"意识流"，没有故事情节，没有完整的构思。我想问他是不是新一代的电影导演就是这样？国产电影中有些也是如此。记得我看过一部电影，名《海滩》或《海边》，也是没有一个完整的故事，但这个电影还得过奖。显然，我们的欣赏水平落后了。他拍的电影虽然看不大懂，但看过之后却有较深刻的印象，一些场景至今还历历在目。电影中有几个美女，还有几个长时间接吻的镜头，刚开始看不清楚，近景特写时看清楚了，那个男演员就是他！为此还开了一阵玩笑。

看到我这位半路改专业的学生，我生出不少感慨。老天爷给每一个人以不同的天赋，但是后天的人生道路却往往不能由自己来决定，因此有很多人其实一生都在做自己并不喜欢的职业，最后郁郁终生，这种情况原来在我们国家比较多见。随着社会的发展与进步，个人受教育与择业的自由度也在不断提高。一个人选择他最喜欢的事情去做，才可能做到最好，从而实现自己的价值最大化。所以，好的社会应该是一个更宽容对待个人自由选择的社会，只有每一个人得到充分发展，整个社会才能有充分的发展。我认同一位哲学家的名言："人是目的，而非工具"。

六十一、分门诊

20世纪90年代，社会上各行业都在开拓市场，增加收入，当时由于口腔行业收费低、设备差，加之就诊患者不足，因此设想在汉口开一家分门诊。能否在一个大型口腔医院里经营分门诊，这一举动让大家拭目以待。

当时医院和个人口袋均不"暖和"，资金缺乏，怎么建分门诊？于是向职工发起集资，以400元为1股加入，当时还不知道这是不合法的。用不多的集资款以很便宜的价格在一个低档小区买了约200多平方米的房子改造成门诊，以每个治疗台10 000元的价格购买了深圳某口腔医院淘汰的10台牙椅，因陋就简开业迎客。还请了时任湖北省副省长的韩南鹏先生来参加剪彩，韩省长建议请第一位到院就诊的患者剪彩，这样更有创意。武大口腔医院分门诊的第一位患者是汉阳某厂的女工。开业后患者还真不少，我们以良好的服务，优质的技术，赢得了汉口患者的信赖和良好口碑。小区房屋质量很差，日益破旧，加之环境杂乱，但因为这第一个院外分门诊创下的良好声誉，就诊者至今仍络绎不绝。

第一个门诊的开业，产生了良好的经济效益和社会效益，鼓舞了全院职工的信心，以后连续开了数个门诊，均取得良好的效果。极大地提高了武汉大学口腔医院的声誉。事业走向辉煌，院内氛围和谐，医院具有了良好的凝聚力、向心力！

当初开第一门诊时，在些职工担心吃亏，拒绝买股份，后来看到收益良好又后悔，纷纷要求再买，所以，之后建门诊集资就非常容易了。但是按现在政策，这属于非法集资，虽合情合理但不合法，如今已逐步将集资款退还给职工了。

六十二、东莞门诊

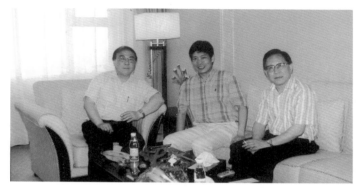

时任武大校长刘经南院士（左1）视察东莞健力口腔医院

　　在武汉举办多家分门诊后，家家成功，于是有了向异地发展的想法。正在此时，东莞富商陈瑞球先生应东莞政府请求，拟筹办一个口腔医院。他们有一栋近万米的大楼空闲已久，于是我们邀请陈先生投资兴建一个口腔医院。陈先生找到他在香港的朋友，香港大学附属菲腊牙科医院前院长 Stephen Wei 教授参与筹建。正好魏教授前不久刚到过武汉，并参观了武汉大学的分门诊，认为管理方式、门诊建设都很不错，故推荐陈先生与武汉大学口腔医院合作共建东莞健力口腔医院。

随着医院的成长壮大，一批年轻的学生在这里成长，现在以吴忠荣教授为首的一批专家已经成为健力口腔医院的骨干。受武汉大学的影响，他们团结当地其他医院的口腔同行，成立了东莞口腔医学会，不定期开展学术活动。目前已经成为本地的口腔医学中心，推动了东莞市口腔医疗专业技术的提高。历经多年的培养和积累，东莞健力口腔医院已拥有一支高水平的专业医疗团队，包括高级职称医师多人，硕士、博士医师 20 余人。医院还另创立了东莞东城健力口腔门诊部，十几年来医院为东莞市民提供了高质量的口腔医疗服务。

　　本人从医院建立伊始，一直担任医院院长，定期到此与同事们讨论、策划医院发展，有时讲课对年轻医生进行学术指导，一直工作到 2015 年。在中央八项规定的指示下，收到教育部文件，凡在大学担任处级以上职务者，不得在企业单位兼职，获得工资。因此，从 2016 年夏天开始我不再担任东莞健力口腔医院院长职务，而且将从 2012 年 10 月以来所得报酬全部退还。我也百分之百地按中央指示办，彻底退出了东莞健力口腔医院。

六十三、广医口腔　后来居上

　　我这一生参与开办了 10 余家口腔医院，基本上每家都成功。在我完全退出医学院、口腔医院领导岗位 4 年后的 2009 年，在广州医科大学附属口腔医院工作的学生找到我，让我帮助他们开创口腔医院的新局面。

　　我来到了这所医院，他们的房子分布在三个不同的地段，一栋是在居民楼下三层，一栋是老的社区门诊加办公，另一处正准备将旧房改造成为病房。我看完之后了解了一下情况，认为口腔是以门诊为主体的医院，没必要开始就建一栋病房大楼，不如将这栋楼改建为门诊楼。接待我的是葛林虎院长，他很认同我的这个意见。由于审批十分受限，而且建设经费不足，需要克服重重困难，增加面积。葛院长是位有胆识，有担当的人，他马上让工地改建，边建设边报审。钱不够，将自己的房产抵押了。我为他的这种为事业奋斗的精神所感动。

　　接着就是招兵买马，网罗人才。经过 1 年建设，医院很快得到改观，来了几位闯世界的博士，又网罗了一批年轻人。医院举行了隆重的开业典礼，国内口腔界大咖云集，隆重开业，扩大了社会影响。同时该院聘请我担任名誉院长，此后我每月到广医 1 ~ 2 次，参与学科建设策划、专业发展等。医院开业后在全院职工努力下，工作量以每年 50% ~ 100% 的速度增加。2009 年口腔门诊收入才 400 万元，经过近 8 年的建设，门诊业务收入已达到 1.8 亿元，发表 SCI 论文 20 篇，获 4 项国家自然科学基金资助。现在回头看，这真是了不起的成绩，从一个很弱小的口腔医院，达到一个中等偏上口腔医院的水平。教学上通过了本科合格评估。建立了接近国际水平的大教室和实验室，创建了进行科学研究的研究室，设备齐全，人才济济。

虽然他们取得了很大成绩，但是他们绝不满足。广医口腔每年举办各种继教班、学习班。3 年前举行的口腔医学高峰论坛，我国行内大咖悉数到场，4 位院士的报告我至今仍记忆犹新。广医人付出了辛勤的汗水，现在他们还在继续努力，扩大新的院区，争取建设成粤港澳大湾区的口腔中心。

六十四、第二次创业

如果说 1984 年 4 月，由当时湖北省黄知真省长任命我为湖北医学院附属口腔医院院长，算是我第一次创业，那么 2016 年 3 月 18 日担任武汉第一口腔医院名誉院长则应算为第二次创业。事实上第一、二次创业的主角都不是我。第一次创业主角应该是华西过来的夏良才教授，第二次创业的创始人应该是李宗族董事长。只不过在这两次创业过程中我都发挥了重要作用。

几十年来，在口腔界摸爬滚打，也积累了一些经验。要做好一件事，办一所医院，不是有钱就可以成功的。必须要有细致的思考和规划，选址必须在人口密集区，因地制宜，规模不能太大。布局要合理，环境舒适，灯光柔和，配以音乐背景，使患者感觉舒适，打消患者的恐惧。规模要适

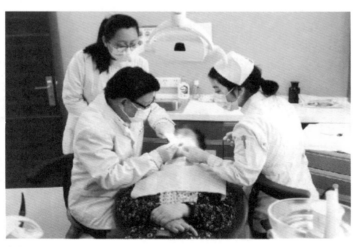

临床工作照

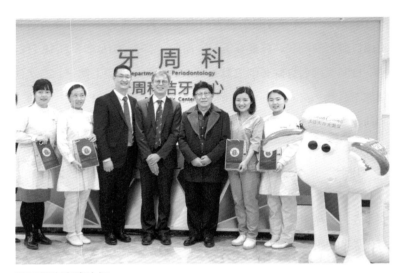

英国领事来院访问

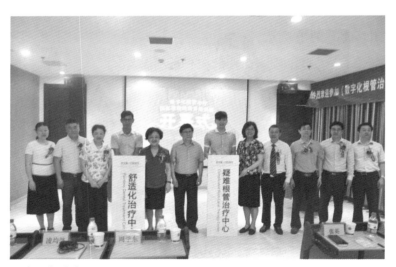

医院学术活动

度，过去我们办口腔医院，认为规模大更显实力。其实不然，看看国外的牙科医院，基本上以小门诊为主，分布在社区，更方便群众看病。更重要的一点是服务，包括医疗质量和服务态度，现在应该说是照护。医院不是商业机构，这是办医院的核心思想。以优良的技术和良好的服务态度吸引患者，必须坚持诚信待人，这样才能持续发展。此外，院内的人际关系，必须创造一种文明、和谐的氛围，大家在一起工作才能持久。能相互尊重、支持，上下一条心，员工才能稳定，爱院如家，不会轻意跳槽。当然现代社会的发展，人员流动是必然的，但是相对稳定的员工对医院建设和发展也是必不可少的。

我经历过各种类型医院的建设，有公立的，有民营的，应该说基本上都获得成功。前几年广州医科大学兴办口腔医院，他们请我担任名誉院长，这原来是一所办院时间虽长但基础很差的一所区级口腔医院，经过七八年的建设，我与他们的领导班子共同努力，在葛林虎院长的领导下，现在医院已经进入良好发展状态，国际交流频繁，国内声名鹊起，这所医院正在不断前进之中。

由于有了上面所述的经验，因此参与第二次创业也很顺利，我们期待着武汉第一口腔医院这所与众不同的民营医院会不断发展壮大，会成为公（立）民（营）合作的一个典型。

六十五、从体制内走出

　　在国外学术界，为了有更好的条件发展，改换门庭，换个单位是常事。但是在国内，特别是公立医院医生，一般都是有干到退休之意。当然，最近这些年已开始有些变化。以前的医学毕业生，依照惯性，首先找公立医院就业，当找工作遇上困难时才考虑民营医院。这几年国家鼓励民营医疗发展，鼓励医生尝试多种执业形式，以满足人民群众日益增长的多样化的医疗需求。与民营医院相比，目前公立医院优势很多，学术地位高，有政府拨款支持，收入稳定，老百姓信任，工作体面等。但是也确实存在一些不足之处，如管理层级多，效率低，虽人才济济，但论资排辈，有才华的人不易脱颖而出，患者多，工作压力大，服务品质不高等。在这种形势下越来越多的医学人才开始将目光转向体制外。

　　我决定到武汉第一口腔医院参与创业后，有一些在公立医院工作的学生也要求出来，他们都经过激烈的思想斗争，终于走出体制，丢掉了铁饭碗。1年多来，他们干得如何？我想分别做点介绍。

　　许庆安，是我早期的博士研究生，毕业后在美国阿拉巴马大学以访问学者身份研修2年，回国后担任科室副主任，职称主任医师，副教授。他为人谦和，对人真诚，深受同事爱戴。业务精湛，善于攻克别人难以完成的病例。理论基础扎实，英语流利，特别擅长英语写作。他到武汉第一口腔医院（江汉大学口腔医院）后担任业务院长，主持医院的临床、教学和科研工作。在工作中经受了锻炼，业务工作井井有条，组织有序。同时他热爱临床工作，喜欢钻研一些疑难病例，在临床上充分发挥他的严谨学风，按照现在的说法是具有工匠精神、创新精神，他完成的病例堪称精品，患者交口称赞，许多患者从外地专程赶到汉口来找他。他创建了疑难根管治疗中心，专门针对别人久治不愈的病例进行再治疗。每天忙碌，换了一种生活方式，他感觉充实，在繁忙的工作中成长，成熟，实现了个人价值的最大化。

朱奇，我的另一名博士研究生，毕业后在美国密苏里大学堪萨斯分校牙学院从事博士后研究两年。回国后在临床上默默工作 15 年，职称为主任医师，副教授。他性格较内向，只能兢兢业业干活，很难发挥更多作用。他到第一口腔后，担任了牙体牙髓科主任。自上任之日起，他励精图治，不仅发挥个人的业务专长，更主要的贡献是培养、打造了一个新的团队。他对手下的 6 名医生个个严格要求，每个根管治疗患者都上橡皮障，在显微镜下严谨治疗，做出来的病例都是精品。由于他杰出的技艺和优良的服务，吸引了许多外籍患者，包括美国、法国的驻汉外籍官员。其中一些患者给他发来信息，告诉他回法国后找法国医生检查，法国牙医复查后说我不可能比这做得更好。由于英语沟通到位，这些外籍朋友还不断介绍他们的同事来找朱奇主任。

女博士孙燕，为了给武汉的儿童创造一个无痛无恐惧看牙的舒适儿童牙科，来到第一口腔组建了儿童牙科。该科从零开始，招聘来的一批新手都没有儿童牙科的工作经验。在孙燕的培养下，通过手把手教学，1年后这个年轻的医护团队与医院一起成长，已初步形成儿童舒适化治疗体系。并且不断开展新业务，新技术，成立了舒适化治疗中心，开展全麻下治疗、喉罩吸入麻醉治疗和笑气镇静治疗等。医护团队富有爱心，为解决儿童看牙与上学时间冲突的问题，牺牲休息时间，开展夜诊。现在她们已经很有名气，许多家长慕名而来，满意而去。她们对所取得的成绩并不保守，时常举办儿童牙科沙龙或举办学习班推广。这些成绩的取得一方面是她们努力，另一方面也是被逼出来的。上面没有人，就只有靠自己不断学习，走出去，请进来。教学相长，相互促进，共同提高。

来得比较晚的一位博士叫陈东平。他过来后担任修复和种植科副主任。他的临床技术精湛，服务周到，善于沟通，所以深受群众喜爱和欢迎。来到第一口腔医院后很快打开局面，严把医疗质量，提升技术水平。他喜欢作为医生的职业成就感，虽然工作量很大，但从不叫苦叫累。

我在这里仅介绍了几位与我朝夕相处的博士。他们从体制内走到体制外，个人努力，形势所逼，使他们成长更快，实现了人生的价值。所以，人的一生适当的变动未必不是一件好事。

六十六、新的挑战

2015 年是不平凡的一年，一场新的挑战逐渐呈现在我的眼前。我这一生主要从事口腔医学临床、科研和医院管理，使一个省属普通院校的口腔专业晋升到全国前五。当然这不是我一个人的功劳，这里面融入了几代人的奋斗和努力。在我手里医院开办了若干社区门诊，基本上做到了每一个都成功，包括十几年前在东莞创立的健力口腔医院。但所有的医院和门诊都属于公立，仅东莞健力口腔医院是股份制合资医院。

2015 年我的一位学生拟创办一家民营口腔医院，征求我的意见和建议，并请我担任该院的名誉院长。经过深思熟虑，我考虑我的一生基本上都是在为国家办医，我的智慧、精力基本上都是为国效劳。能够在民营事业这块新天地里作些探索也很有创意、创新和挑战。特别是已逾古稀高龄，能否胜任此项工作？看到报载年逾七旬的褚时健先生从监狱保释后创办果园成功的经历，给了我很多启发。他从烟草业跨界种橙子，而且育出优良品种褚橙，在市场上大受欢迎，加上他多年积累的人脉，橙子上市后供不应求。他的成功激励老年一代，不要小看自己，许多年轻人能做到的事，老年人一样可以做到。

民办医院与公立医院完全不一样，没有政府资助，审批也非常严格，名称不断调整。医务人员组成困难重重，主要是思想上认识的差距。一般大夫不愿意牺牲已有的铁饭碗，所以关键还是在人。民办医院虽然资金是一个问题，但是更大的问题还是人才难得。

另外一种心态是同行相忌。人为设置一些障碍，这种困难也不容小觑。

还有一个难点是合办者在管理理念上的差异，从商业系统过渡到医疗行业又是一个大的跨度，在认识上相差甚远，磨合则需要一个过程。

　　经过 1 年多的辛苦创业，经营者、管理者、执业者基本上取得共识，医院规章制度逐步完善，医院业务蒸蒸日上。这所医院既有公立医院建章、建制严格管理的特点，也有民营医院和谐、努力向上的氛围。做得好则应该是一个社会办医疗机构的楷模。

　　如果说，我以前一直是为国家办体制内医院，现在可以说是为社会办体制外医院。对于我们这一代人来说，体制曾经代表了一切值得奋斗与追求的东西，个人要实现自身价值与人生理想，就必须走体制之路，除此之外，别无它途。现在看来，体制曾经的包罗万象，其实是中国前 30 年以苏联为模式的社会特征，过于强大的体制，使得社会的发展趋于停滞，创造力空间被严重压抑。邓小平同志开辟的改革开放时代，其精髓就是让体制为社会松绑，从而释放出巨大的创造活力，其成果已经举世共睹。而我国医疗资源长期属于体制内禁脔，很久以来面临医疗服务对社会公众供应不足的困境。好在中央政府已经注意到这一问题，开始鼓励社会力量办医疗机构，以增加短缺的医疗资源。这是一个社会、政府与医界三方共赢的机遇，我躬逢其盛，能将自己多年来管理公立医院的经验贡献给年轻一代有志者进行社会办医，也是始终如一地实现了我选择学医时，立志为人民服务的初心。我很享受这一新的挑战，也很自豪于能一直当个敢为天下先的时代弄潮者。

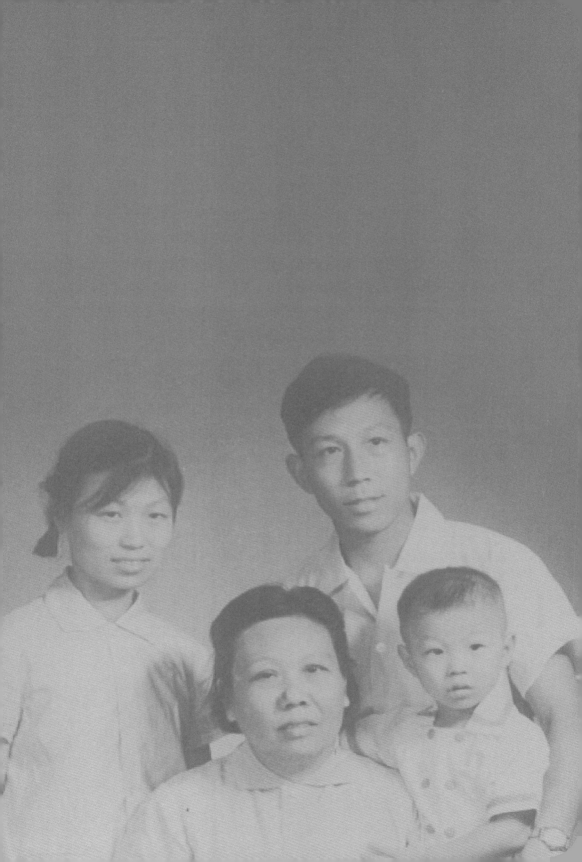

六十七、家庭

从进入大学起直到毕业前夕，虽接触过几位女同学，但都没有成为真正意义上的女友，直到大五时才与本年级的女同学开始交往，有女朋友后的第一个优点就是饭能吃饱了。1960 年前后，三年灾害中的重灾区四川省供应很差，男同学的粮食定量比湖北省少，而女同学的定量还基本不变。由于我这位女友食量较小，每顿饭均自足有余，于是我就成了最大的受益者，从此基本上能吃饱饭了。这位女朋友叫程祥荣，以后成了我的太太。她勤奋贤淑，朴实无华，节俭一生，但在丈夫和子女身上用钱，却是无比大方，有求必应。

当时实习地点分散，每周能见面一次，基本上是在回川医参加周末的舞会上。我们配合默契，在舞场上应该能排前几名。她在学术上也很努力，成绩不菲。我经常出差在外，家务全是她一人操持。但她仍然坚持学习，在科研、教学工作上颇有建树，担任过全国的专业委员会副主任委员、博士生导师，获国务院有特殊贡献的专家荣誉。我们婚后的 6 年时间里，我几乎是在国外度过的。特别是在援阿医疗队时，根本不能自由通信，完全靠着外交部信使传递邮件，每月 1 次。于是每当信使来阿时，几乎与节日一样，盼望中收到亲人来信。在加拿大时虽然通信方便了，但是想打电话是非常困难的一件事。那时候家中没有电话，若是通一次话，要先预约好才能接电话。当时全院家属区仅一部电话，听到响铃，传达室工作人员要跑到我们的住房处通知。现在简直觉得不可想象。

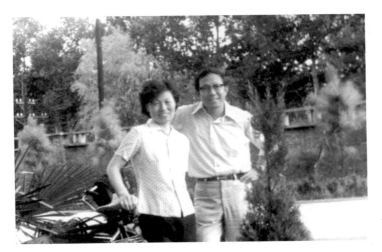

1984 年与夫人合影

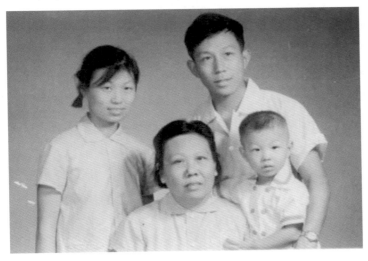

1967 年与母亲、夫人和大儿子合影

1963 年 1 月，湖北医学院领导通知我，按我的年龄是需要去服兵役的，但大学不想让我去，而按政策我是必须去的，因为那时的国家兵役法规定，中国人民解放军实行义务兵役制。当时我自己也没有什么特殊想法，一切服从组织分配。双方家长则认为，既然有较长时间离开，不如结了婚再走。就这样，我们成了从四川医学院回来的同学中，是年龄最小又是第一个结婚的。婚后，在大学的努力下，我的兵役被免掉了，就安心在武汉做医生，从此开始了我的从医生涯。

　　1964 年和 1969 年我的两个儿子先后出生，虽然家务繁重，收入较低，但是生活感觉非常幸福。如今两个儿子虽然没有什么大成就，但都能努力工作，爱岗敬业，遵纪守法，创建自己的和谐家庭，孙辈们也特别懂事。我比较相信因材施教的原则，对孩子不必故意拔高，否则会适得其反。

　　两儿子都成家立业，如今一孙儿一孙女，周末团聚，其乐融融，非常幸福！长孙读大学后，逐步改掉贪玩不热爱学习的习惯，日渐成熟，情商颇高，经常与我谈古论今，好像不存在代沟，而是亲密朋友。

　　小孙女活泼可爱，颇有文艺天赋，加之她父母亲的精心培养，仅仅 5 岁的小小年纪，已学会滑旱冰、游泳、跳舞、弹钢琴，同时还在学习英语、数学、识字，忙得不比大人差，不得不感叹现在的孩子既幸福又无奈！

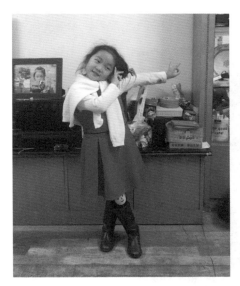

小孙女

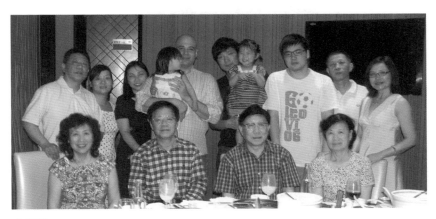

全家福

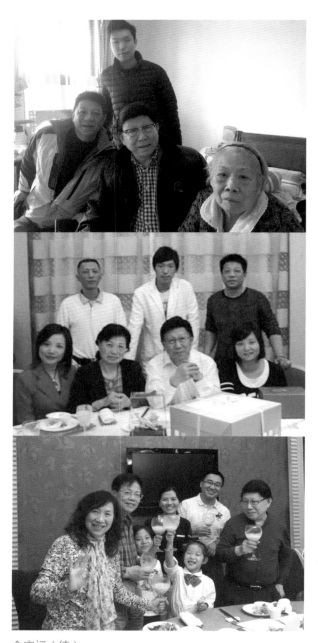

全家福（续）

六十八、几位杰出的口腔界同行

口腔医学界从来不缺有才华又能干的人。而近年来有几位年轻的院士候选人都和我打过交道，有必要写一下他们的点点滴滴，值得我们和年轻一代人学习。

张志愿院士，热情并乐于助人。有一件小事，让我记忆犹新。记得那次是去韩国开会，我当时是提前到达会议地点报到注册，之前已约定好我第二天到机场去迎接后来的同事，但是后来接到通知，第二天我必须参加一个重要会议，因此就不能去机场接人了。张志愿教授知道这件事后，立即安慰我不用着急，他替我去接同事。这件事令我十分感动，此事本与他无关，而且他也没有这个义务，但是他不顾劳累完成了接湖北医学院同行的任务。

周学东教授，认识她是在参加宜昌市的一个鉴定会上，当时她还是一名学生，是岳松龄教授的博士研究生。两年后，我应邀参加了她的博士答辩会，那时已感受到她的才华。自从她担任四川大学华西口腔医院院长后，其爆发力一发不可收拾，累创佳绩。她领导的国家重点实验室，科研成果居国际领先。她创办的两本杂志被 SCI 系统收录，而且影响因子位居国际前列。自她担任全国高等学校口腔医学专业教材评审委员会主任委员后，联络并扩大了来自五湖四海的兄弟院校专家参与，极大地推动了口腔医学事业的发展。

另一位工程院院士候选人赵铱民教授，他是一位谦虚、好学、办事执着的人。早年间他看过我夫人程祥荣教授撰写的一篇有关磁铁固位的综述，之后他就钻研磁体固位研究，取得丰硕成果。当然，他对程教授也非常尊重，一直念念不忘。后来他在学术界贡献也很大，尤其是成功的换脸术技术获得国家科技进步一等奖。

还有一位科学院院士候选人，北京首都医科大学王松灵教授，他甘于寂寞，致力于基础医学研究。在再生医学研究方面独树一帜，发表了一些影响因子很高的论文，他为人谦和、诚恳，是位深受信任的朋友。

　　凌均棨教授从我院被引进到中山大学光华口腔医学院·附属口腔医院做院长后，短短 20 年间，将原来的一个大学口腔门诊部，迅速发展成为紧随国内口腔五大家之后的第二方阵"领头羊"，受到口腔界同行的高度评价。她担任中华口腔医学会牙体牙髓病学专业委员会主任委员期间，在普及推广显微牙体牙髓病治疗技术的应用方面功绩显著。她不仅是中山大学口腔人的骄傲，也是我们武汉大学口腔校友的骄傲。

　　口腔医学领域不乏一些奇才，北京大学口腔医学院李铁军教授的显微摄影别开生面，令摄影界折服，多次举办个人摄影展。还有一位牙科医生画家，中山大学附属口腔医院正畸学专家包柏成教授，据说他的水墨中国画已达到专业画家水平。中华口腔医学会前会长王兴教授的书法，让人大开眼界。如此看来，人的一生应该丰富多彩，除了 32 颗牙，还有许多事情可做。

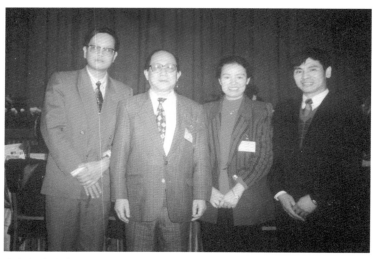

左起依次为张志愿、樊明文、周学东、俞光岩

六十九、良师益友

张震康教授是口腔界卓有建树，敢于担当的前辈。认识他时他还正值中年，有一次在华西开会，大概是 20 世纪 80 年代的某年，当时开会住不起宾馆，只能住招待所，而且是两个人一间房。我有幸与张教授同住一个房间。晚上我们两个人分别睡在各自床上，可能是由于换床不习惯，谁也睡不着，于是彻夜长谈。我们谈得非常投机，谈经历、谈人生，天南地北无所不及，大有相见恨晚的感觉，在聊天中我也受到很多启发。

以后我在工作上与张教授时有接触。在和他的接触中，感觉到他就是一个能做大事的人。中华口腔医学会能从中华医学会独立出来，成为独立的一级学会，他是创会会长。记得有一次开中华医学会会议，他在会上仗义执言，认为不能选太多官员做学会负责人。他的大胆发言得到与会者的一片赞叹。在学会工作中他带领我国口腔界同仁，加入了国际牙科研究学会（IADR），并力排众议，让中华口腔医学会成为了世界牙科联盟（FDI）成员。

他不仅在行政管理上是能手，而且在学术理论上也是大家。他分析问题经验丰富，不用写稿，就能侃侃而谈，见解不凡。以至于年届八旬的他还能在每年举行的"张震康论坛"上就口腔医学界的问题发表高见。

他除了关心学会工作外，对各学校口腔专业的发展也寄予希望和关心。他曾多次到原湖北医科大学口腔医院讲课，特别是传授有关颞下颌关节病的知识。当时因条件限制，住宿及伙食均很差，但他从不计较，因陋就简。看到湖北医科大学的进步，他由衷高兴，终于在 20 世纪 90 年代一次武汉会议上，他宣布现在我国由过去的"四大家族"变为"五大家族"，湖北医科大学口腔医学院进入"五大家族"行列。他善于跟随时代前进的步伐，

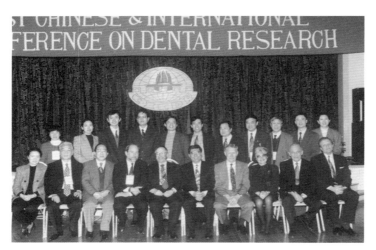

IADR 中国分会成立大会

鼓励后进的学校努力变先进。在他的鼓励与支持下，原湖北医科大学现武汉大学口腔医学院走上了快速发展之路。虽然因年龄关系他已淡出江湖，但是他的影响和人格魅力常在口腔同行心中。

邱蔚六院士是口腔界获得院士称号的第一人。他为人谦和，乐于助人，不仅在学术上造诣深厚，而且在为人方面也是大家的榜样。

我国的口腔颌面外科学不同于欧美，在欧美等国，牙科毕业生一般不能成为颌面外科医生，不可能像我们国家的口腔颌面外科医生一样，做很多诸如颌面部肿瘤、整形等大型手术，所以中国的颌面外科在口腔专业中独树一帜，每年召开的颌面外科专委会实际上是一次国际学术会议，邱蔚六院士享有崇高声誉。与他同辈的张震康教授、王大章教授等均是口腔颌面外科专业的领军人物，对我国口腔颌面外科的发展起到了推动作用。

邱院士乐于助人，前几年由于我发表了一些水平较高的论文，周围的同事们鼓励我申报院士，而当时我的年龄已过 60 岁，必须找 3 位院士推

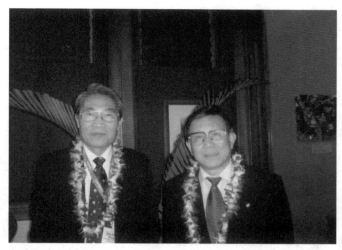

与张震康教授在一起

荐方可申报。邱院士与我是不同专业，但我找到他时，他满口答应，表示支持，并给我一些指导。在他的帮助和支持下，我通过了第一轮评选。虽然在最后一轮被淘汰出局，但是对邱院士的感激之情定会铭记终身。

2010 年左右，我有幸与邱院士一起受聘为四川大学口腔疾病研究国家重点实验室学术委员会委员，邱院士担任主任委员。我们多次一起在四川大学开会，邱院士主持会议。他思维清晰，判断准确，讲话言之有理，能切中要害。大家都很尊重他的领导，我也从中学习不少。

在国内外各种学术活动中有机会多次与邱院士接触，虽然他已年近九旬，但思维仍然清晰。最近我又有幸参加由邱院士主编的《口腔医学人文》教材编写，担任副主编。这是我国首次编写此类教材。在邱院士领导下，严谨制订了编写大纲，在讨论中他充分发扬民主，倾听各方意见，步步推进，工作顺利。我们期待着这一本创新的教材问世。

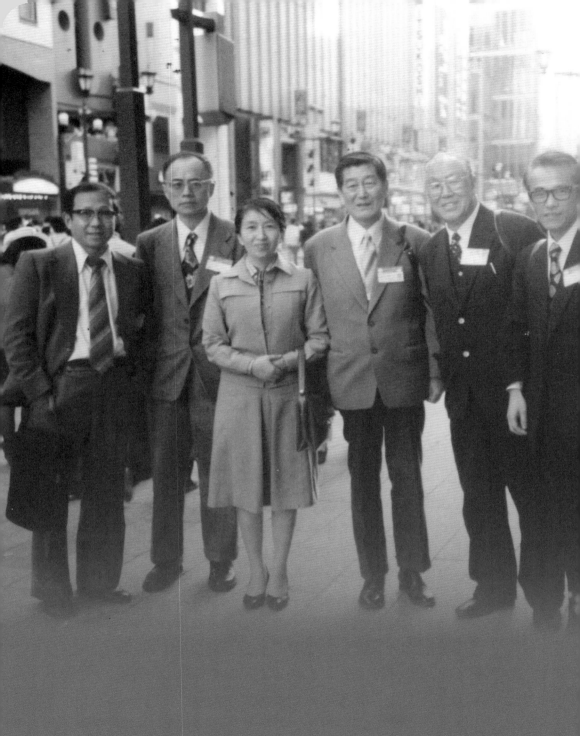

中华医学会口腔学会代表团成员在日本

七十、日本印象

　　一衣带水的日本，离我们很近又感觉很远。侵华战争，八年抗战，给我们的心灵留下了难以磨灭的印记，对日本侵略者的憎恨已经根深蒂固。

　　访问日本后，却对勤劳敬业的日本人民留下了深刻记忆。

　　1983 年，作为中华医学会口腔学会代表团成员，在朱希涛团长的率领下，参加了国际牙科联盟在日本举行的大会。当时同乘一架飞机抵达东京的还有中国电影代表团成员。下飞机后我们受到日本同行的热情接待。

　　大会开幕式时日本同行说时任首相中曾根康弘会出席会议，我还将信将疑。心想一个牙科会议会有首相参加？日本同行说，他敢不来？可见日本口腔学界对日本社会的影响巨大。开幕时不仅首相来了，而且日本皇太子明仁夫妇也来了，在主席台上日本皇太子明仁夫妇居中而坐，首相坐在旁边大约距他们有五米以上。没想到日本皇室地位如此之高。

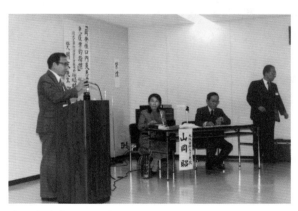

在日本演讲（1984 年）

几天中我们访问了日本齿科医学会和齿科医师会，日本两大学会会员不一样，医学会基本上是教师，医师会以开业医师为主。医学会学术水平高，但人少，经济上不宽裕，而医师会常常会赞助医学会活动，业务水平不一样，但劳动价值并没有体现。

　　在日本发现街上的人们总是行色匆匆，后来我又去过日本两次，每次感觉都是如此，人们来去匆匆，很会抓紧时间。社会生活节奏紧张有序，似乎人人都很敬业。在东京开会时我们曾被安排了一次游览，到了东京的一些著名景点，如电视塔、皇宫等，下午回来时一个个都疲惫不堪，开始打起瞌睡来。导游小姐见状就主动给大家唱歌提神。尽管她的歌声一般，但大家对她的敬业精神还是给以热烈的掌声。车到终点站，她首先跳下来，为每个乘客深深鞠躬，这使大家十分感动，对她的敬业精神交口称赞。

　　日本就是这样一个民族，他们曾经在长达 14 年的时间里侵略、屠杀我国人民，给中国人留下了痛苦的记忆，我的祖父就是惨死于日寇对家乡沙市的空袭轰炸中。但参观日本之后的感觉，却是一个高度发达、整洁有

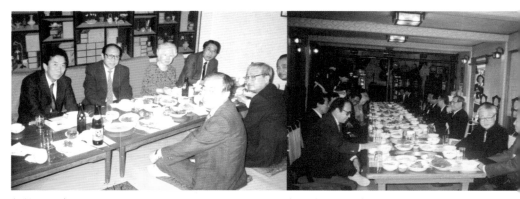

与韩同行欢聚　　　　　　　　　　　　　与日本同行聚会

序的现代国家，所到之处，可以用一尘不染形容。日本人民彬彬有礼，和蔼友善，工作极其严谨，非常敬业。我对日本的认知是，这是一个始终有着很强的集体价值观的民族，所以走什么样的国家道路对他们全体至关生死。过去日本全民族在军国主义战争贩子的鼓动下，狂热追求侵略扩张、蹂躏亚洲邻居的道路，日本兵将杀戮邻国人民当作神圣的事业，结果在原子弹轰炸下一败涂地。战后他们转型成为宪政下的和平国家，日本人又举国拼命追求工匠精神发展工业，取得了惊人的成就。因此，日本政治家在带领这个勤劳却比较听话的民族走向未来的道路上，扮演着比其他欧美国家政治家更为重要的角色。我希望这个历史上与中国恩怨纠缠不断的东邻，能够像德国一样正视过去的历史，有足够的眼力与气魄，携手崛起的中国，让东亚文明与欧美西方文明得以并驾齐驱，甚至在未来实现超越。

当然，我们首先要努力让自己的祖国变得真正强大和繁荣，这才是中华民族在世界各民族之林的立足之本。否则，何谈国家之间的睦邻友好与合作。

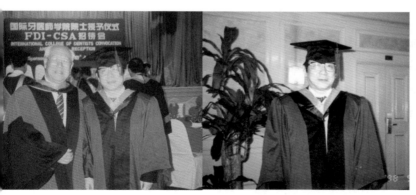

国际牙医师学院院士授予仪式
左 1 为朱希涛教授

七十一、港台和国际朋友

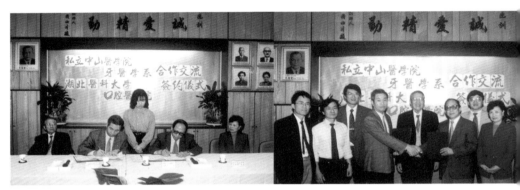

与台湾中山医学大学签约

工作后少不了与外国人打交道。总体来讲外国学者比较文雅，有修养，也比较实事求是。比如有一次我们访问加拿大，多伦多大学牙学院院长和一位教授请我们吃饭，点了四盘菜，严格说这四盘菜的量是不太充足的，但出于礼貌，我们吃饭都很拘谨，吃到一半，对方问我们够不够，我们很客气地说已经够了。其实并未填饱肚皮。既然我们说够了，对方将几个盘子拿起来，全放到他盘子中吃掉，以免浪费。我体会到与外国人一起吃饭，吃饱了就是吃饱了，吃不够就说没吃够，否则自己吃了亏还要咽下肚子。

在我与国外合作的教授中，有一位荷兰奈梅亨大学的国际交流部主任J. Franken教授，他与我们合作多年，与我一起合作培养了3名博士研究生。在合作过程中，由于他是口腔预防专业，因此许多项目需要下乡，做一些很基层的工作，但是他从来不辞劳苦，不讲条件，潜心投入。他开展的无创伤性龋齿充填技术为世界首创，他毫无保留地将技术带到中国，

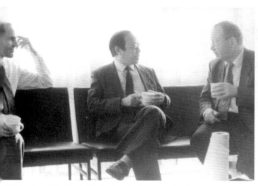

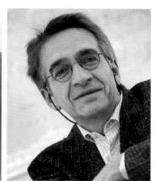

首次访问荷兰奈梅亨大学（1991 年）　　　　J. Franken 教授

与我们合作，带我们的学生一起实践、研究，前后共发表 10 余篇论文，并被 SCI 系统收录。由于他的精诚合作，推广最新业务和技术，经我们申请，Franken 教授于 2016 年获得科技部国际合作奖，受到习主席接见，刘延东副总理为他颁发了奖状和纪念章。我们之间也建立了深厚的友谊，一直合作至今。以下是我国政府颁发国际科学技术合作奖给 J. Franken 教授时的授奖评语：

　　"约翰尼斯·弗兰肯，荷兰籍，男，1950 年 2 月生。口腔公共卫生学专家，荷兰奈梅亨大学教授，武汉大学客座教授，曾被国际牙科学会评为'1998—1999 年度国际牙科医生'，2015 年被世界牙科联盟推选为公共健康委员会主席。由教育部推荐。

　　弗兰肯教授是龋病非创伤性修复（ART）技术的创始人。ART 技术不使用牙钻，无需电力及供水设备，为不发达地区龋病患者提供了最佳治疗

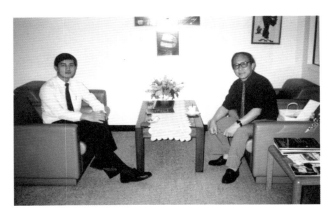

访问新加坡大学

方案，也使发达地区学校和社区的龋病预防及治疗得以实现。1994 年起，ART 技术被世界卫生组织正式提倡和推广。

　　1998 年起，弗兰肯教授开始与我国口腔医学界合作，积极推动了中国口腔医学会与世界卫生组织在口腔疾病预防领域的合作和交流，通过讲座培训和临床指导等方式，促进了西部地区口腔健康人才的培养和新技术的推广，与武汉大学深入合作，在 ART 技术应用和材料研究等方面取得一系列重要成果，为提高我国中部地区口腔卫生保健服务水平发挥了重要作用。"

　　我担任院长后，在国际上与不少名校进行合作，开始签了一些合作协议，建立姊妹校关系。在实践中我体会到国际合作不能只走形式，更要注重合作内容。朋友不在多，而在于精，我因此注意修正了多数只有形式，缺乏实际内容的国际合作。此后与荷兰奈梅亨大学、美国阿拉巴马大学交往均是如此。开始时，是我们单纯向外国学习，随着我国科学事业的发展与进步，我们也有许多东西值得外国学习，我们的教授也应邀出国讲学，合作研究，在合作中共同提高与进步。

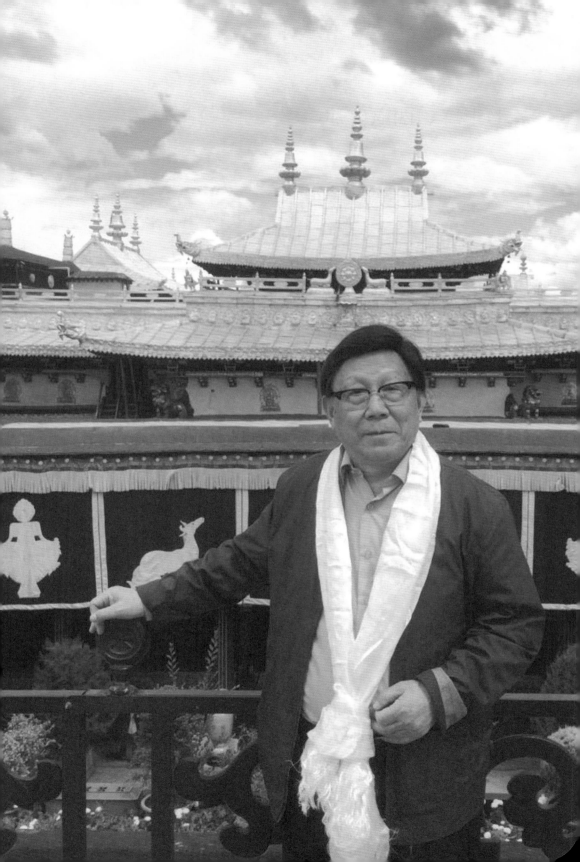

七十二、西藏之旅

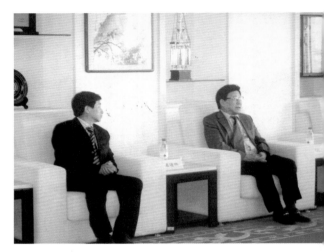

与王佐林院长在一起

　　童年时在一张邮票上看到了西藏的布达拉宫，为这座雄伟的建筑所倾倒。后来一直有个愿望，希望能有一天去西藏朝拜。

　　2015 年 10 月，这一愿望终得实现，我和学术界朋友与忘年之交、上海同济大学口腔医学院院长王佐林教授一起，由成都乘机到林芝，当地一位藏族朋友扎西接待我们，在海拔 2000 多米的高原机场，扎西先生向我们送了洁白的哈达，下午我们便开始在林芝周围参观浏览。

　　林芝这个地方山清水秀，的确可称塞外江南。这里天高云淡，碧空如洗，群山环绕，森林茂密。许多未开发的地方圣洁高雅，有一种自然美。得益于党中央的扶贫政策，西藏人民的生活远比我想象中富裕。民居置于青山之中，宛如一幢幢别墅。春夏时节，藏人开着自己的汽车，带上牲畜，到有水草的地方支起帐篷，在那里行猎、放牧，享受阳光雨露，冬天则居住于条件很好的民居之中。

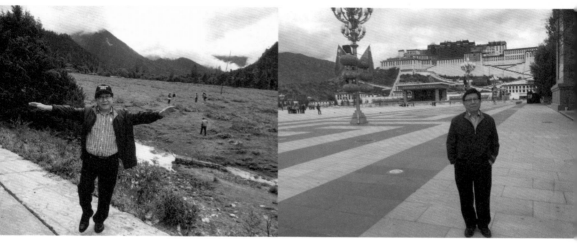

林芝　　　　　　　　　　　布达拉宫

　　从塞北江南的林芝到天上的都市拉萨，有 400 多公里。扎西开车极为熟练，但由于限速，还是要开 7 个多小时。高速公路正在建设之中，将来可能不用 5 个小时就可以抵达。拉萨城区整洁，夜间一样有霓虹灯闪烁。晚上的布达拉宫更美，宛若神话中的仙境，晚上八、九点时，许多藏人摇着"手鼓一样的经幡"围着布达拉宫转，一片虔诚。布达拉宫气势雄伟，但真正进去参观时并不显得十分宽敞，我分析原因可能是当时建筑材料限制，不可能制作巨大的屋梁，因此房间虽多，但并不算宽敞。但是里面宝藏甚多，目不暇接。

　　从拉萨出发约 4 个小时到达纳木错湖，这里海拔 4800 公尺，我们全程没有吸氧，看来我的身体比我想象中更能适应高原气候。在西藏，特别是到了纳木错湖边，看着这深不见底的碧蓝湖水，天空中蓝得见底，朵朵

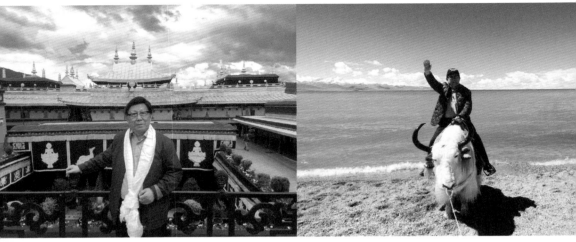

大昭寺   纳木错湖

白云飘过，真正感受到一种圣洁，使灵魂得以升华，尘世间的恩恩怨怨此时会消失殆尽。这真是净化人们心灵的圣殿。

此生能到西藏真是三生有幸！

在这里，看到了我一生所见最美的星空。

我去过的很多国家，那里人们往往花上几百年时间，去建造高耸入云的教堂，因为他们相信，满布星辰的天穹，是神的世界，所以他们希望到最高的地方，在那里感知神明。当我站在西藏的高原夜色中，仰望星空的时候，才明白为什么这里叫世界屋脊，因为这世上还没有哪一座大教堂，能将一个人送到数千米的高处去观望星空。那些星辰，多得像我在北美时遇见过的一场漫天大雪，纷纷飘扬的雪花晶体，停留在了天空，远近高低闪亮着，有的近到似乎你一伸手就能抓住其中一颗。贯穿整个天空的那条银河，就像是一路呼啸而下的大雪崩，直到快接近地平线才减缓了势头。

在浩瀚星空下，我们人类似乎显得非常渺小，但是，作为这个蓝色星球上的一群智慧生物，人类虽渺小却不卑微，因为走出非洲仅仅数万年的人类，却在这亘古星空的注视下，以一代一代有限的生命，创造了我们星球上的伟大历史。文明就这样在传递中进步着，聚沙成塔，涓滴成海。一想到我在口腔医学领域努力半个多世纪，也算在人类文明这个巨大的金字塔上砌入了一小块砖石，我就感觉自己的生命没有虚度。那一刻我心止如水，感觉就好比是风雨之后的夜晚，繁星满天。

我长久仰望星空，那些星辰像一双双眼睛，在向我眨动着。我在这世界上见过的所有眼睛都在其中，有的曾经点亮过我的心灵，有的在生命之路上与我相伴，互相照亮着前行，有的正在被点燃而渐渐明亮。光明，就这样以知识与爱的方式被传递着，让这世上永远有了希望。

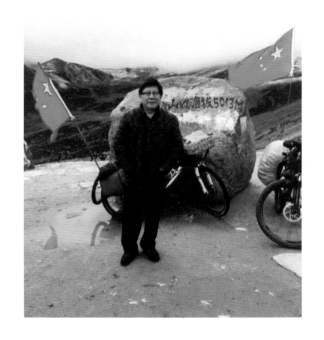

米拉山口

七十三、荣誉

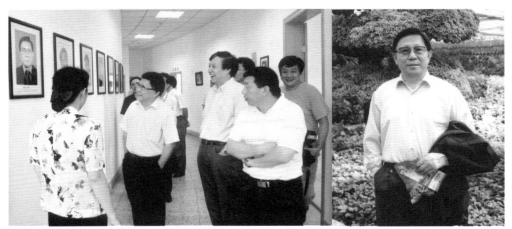

四川大学华西口腔医学院校史馆   在校园

    人的一生可以过得很平凡，淡泊名利，做到这一点很不容易。我是这样要求自己的，不是自己应该得到的，一定不要伸手。因此我担任院长17年，经历过无数审查，到退休年龄后又到医学院担任了 5 年院长，至2006 年退出全部职务，最后安然着陆。虽然没有留下什么大功，但是社会和组织上还是给予了我许多荣誉。

    在我心目中留下深刻印象的有几项，一是第三届、第四届中华口腔医学会名誉会长，第一届牙体牙髓病学专业委员会主任委员。二是 1997 年我被香港牙医学会聘为香港大学牙医学院院士，当然，此院士非彼院士，但是和我一同享受这项荣誉的有种植体的发明人瑞典的 Brånemark 教授，他是全球大名鼎鼎的口腔专家，与我一起获此殊荣的还有一位香港医学家。之后我又被美国牙科学院聘为院士，资深院士。三是在台湾中山医学大学被授予名誉博士学位，前已叙述。此外，被四川大学华西口腔医院授予杰出校友。获得国家级和省市级科技奖10余项，包括国家科技进步二等奖1项。此外，我还担任过泛亚洲太平洋地区国际牙科研究学会联盟主席，这是一个很大的国际学术组织，包括亚洲太平洋地区数十个大小国家。1992年成为国务院政府特殊津贴获得者，1993年被评为湖北省有突出贡献中青年专家，1994年被评为国家级有突出贡献专家，同年被评为全国省级医院优秀院长。2005年被授予全国优秀教师的称号。2006年获医药界最高奖中国医师奖。除此而外，还担任过10余项社会兼职。

这些荣誉已经成为过去，仅仅是一段历史，回忆起来，证明我没有虚度年华，留下了一些珍贵的记忆。

我长久仰望星空，
那些星辰像一双双眼睛，
正向我眨动着。

我在这世界上见过的所有眼睛都在其中，
有的曾经点亮过我的心灵，
有的在生命之路上与我相伴，
互相照亮着前行，
有的正在被点燃而渐渐明亮。

光明，
就这样以知识与爱的方式被传递着，
让这世上永远有了希望。